Diário dos abraços

Mayara Floss

Diário dos abraços

2ª reimpressão

Porto Alegre, RS
2023

coragem

© 2022 Editora Coragem
© 2022 Mayara Floss

A reprodução e propagação sem fins comerciais do conteúdo desta publicação, parcial ou total, não somente é permitida como também é encorajada por nossos editores, desde que citadas as fontes.

www.editoracoragem.com.br
contato@editoracoragem.com.br
(51) 98014.2709

Produção editorial e projeto gráfico: Thomás Vieira.
Preparação e revisão: Laura Rossini dos Santos.
Capa e ilustração: Sabina Viñas.
Letterings: Emile Steffens.

Porto Alegre, Rio Grande do Sul.
Inverno de 2022.

Dados Internacionais de Catalogação na Publicação (CIP)
(Câmara Brasileira do Livro, SP, Brasil)

Floss, Mayara
    Diário dos abraços / Mayara Floss. – 1. ed. – Porto Alegre : Editora Coragem, 2022.

    ISBN 978-65-996064-3-4

    1. Diários brasileiros (Literatura) I. Título.

22-116279   CDD-B869.35

Índices para catálogo sistemático:

1. Diários : Literatura brasileira B869.35

Cibele Maria Dias - Bibliotecária - CRB-8/9427

Sumário

Apresentação 15

Café Brasilero 21

Trote 25

Na medicina: 27

Anatomia 29

Unhas 31

Sobre palcos e joelhos 35

Fósforo 43

Prescrição 47

Nome 49

Na lua não há 53

Humanização 55

Febre 57

Ninar 59

Retratação. 61

Beto Carrero. 67

Balsa 71

Formigas 73

Gesso 75

Cota não é esmola 77

A colcha de retalhos. 79

Rizomas no mundo 83

Rural 89

Silêncio das línguas cansadas 93

Nas ondas de rádio da Irlanda 95

Portões 99

Essência 103

Passagem 105

Mudança. 111

Conversa de corredor. 115

A violenta vontade de ser mais 117

Diagnóstico 119

Lurdes 121

Gasometria Arterial 123

Cecília 125

Parada cardíaca 127

Noite Feliz 131

Estágio 133

Natal 135

A roupa suja. 137

Pós-cirúrgico 139

Relógio de cebolas. 141

Maria da Penha. 143

Maria da Penha II 145

Maria da Penha III. 147

Crack e Chocolate 149

Sabedorias 151

Limpando o tênis sujo de sangue 153

 Sua Casa. 155

O brilho 159

Pote dos remédios 161

Maria da Penha IV 163

Quintinhas 165

Sabedoria de avó. 169

Pelas bordas. 171

Seca 175

Seu Biu 177

O maior problema 179

Molduras 181

Conforto 183

Compartilhar 185

Zum-zum-zum. 187

Marido 189

Água 191

Cegueira 193

Médica de família e comunidade .195

Lágrimas de chuva 197

Roxo. 199

Favores 201

Isolamento 203

Gestão 205

Partejar. 207

Um doce 209

Mundo 211

Beber 213

Entendimento 215

Pontos turísticos. 217

O ladrão de galinhas 219

Ausculta 221

Último desejo. 223

Pai-nosso 225

Motivos 227

Anunciação 229

Cuidados paliativos. 231

Caderno 233

Oração 235

Rede. 237

Saúde mental 239

Vínculo 241

Ressocialização. 243

Voo livre 245

Tecido 247

Vida fácil. 249

Fome 251

Integralidade 253

A lista. 255

Uma benzedeira de cento e dois anos no sul da ilha. 257

Aperto no peito. 259

Bocas 261

Rendeira 263

Silêncio. 265

Retorno. 267

Aperto no peito II 269

Ansiedade 271

Interior. 273

Besouros 275

Fumo 277

A benção 279

Apresentação

Quando conheci o Galeano, em 2013, um caminho tomou forma: escrever este livro. Fizemos o acordo, após um encontro no *Café Brasilero*, de que ele iria escrever o prefácio. Galeano se foi, mas antes de partir me disse — ao segurar meu primeiro livro, "Falta um poema...":

— Sabe, Mayara, *texto* vem da palavra *textum*, em latim e significa "tecer".

Estávamos tecendo histórias. Quando eu soube que ele partiu, estava na Irlanda, durante o programa Ciência sem Fronteiras, e segurei o "Livro dos Abraços" nas mãos; o único livro que eu tinha levado na bagagem, autografado por Galeano, como um amuleto. Essa impermanência me fez querer dedicar estas histórias ao meu amigo que dizia enganar o médico, falando que estava melhor para tomar menos comprimidos para o câncer e sentir-se menos tonto para poder escrever. Eu faria o mesmo.

Foram essas e outras pequenas transgressões que sustentaram meu corpo como acadêmica do curso de medicina. Estes desvios, silêncios e gritos que compartilho aqui. Enviei o primeiro manuscrito em 2017 para Maria Valéria Rezende, da forma que achava que comporia melhor histórias leves e curtas, dobras: sem seguir uma ordem temporal. Maria Valéria colocou em ordem cronológica e me falou, sagaz: "Isto é um diário". E, assim, deixei a ideia de um "Pequeno Livro dos Abraços" pelo "Diário dos Abraços". Em 2019, Mauro Paz topou o desafio de reler os textos, depois de eu já ter enviado a proposta do livro para algumas editoras. Ele me provocou a contar as histórias com mais detalhes. Aprofundar os momentos. Em algumas consegui, em outras nem tanto. Acabei selecionando os textos e aproximando-o de um livro de contos, separei as poesias para outro momento. Foi um processo de re-escrita que me acompanhou de 2018 a 2022, atravessado pela pandemia, e diria que concluído quando finalmente contraí a COVID-19 em fevereiro de 2022 e tive que quarentenar com meus escritos. Período em que também completei a residência em medicina de família e comunidade no Grupo Hospitalar Conceição em Porto Alegre; e que me fez entrar no Doutorado no departamento de Patologia da Universidade de São Paulo com a orientação do professor Paulo Saldiva.

Minha entrada no doutorado em patologia, uma trajetória talvez incomum, vem do desejo de refletir sobre saúde planetária, educação e utopias. O *Diário*, até certo ponto, faz parte disso, de como caminho pelo mundo. Revisar o *Diário* foi um trabalho gostoso, mas cansativo. A cada re-leitura mudei algo, trabalhei no texto infinitas vezes. Lembro de memórias e histórias novas e recorto essas vivências. Em uma *live* com Andreia Beatriz, Julia Rocha e Normeide Pereira, na Feira do Livro de Feira de Santana (FLIFS) em setembro de 2021[1], Júlia falou sobre "para quê escrever um livro" nas reflexões de um mundo tão perverso em que estamos vivendo. Ela falou sobre a escrita de um livro ser como um outro modo de cuidar, de dividir histórias. Uma forma de cuidado que respeita as pessoas. Aqui nestas tecituras, tentei me manter fiel às ideias e aos momentos de perplexidade, certamente com cuidado para preservar as personagens e compartilhar a minha formação. São os meus pés e uma parte do meu mundo divididos aqui. É notável a diferença ao longo dos anos; nos textos, nas vivências, nas incomodações. Convido você para uma leitura com carinho e cuidado dos momentos que me tornaram médica: da lágrima ao riso.

Devo dizer que o encontro com a possibilidade de editorar foi a minha desculpa para finalizar este projeto de mais de dez anos. O "Diário dos Abraços" é a minha deriva da medicina hospitalo-cêntrica, minha entrada na comunidade que se tornaria o caminho para a minha especialidade: a medicina de família e comunidade. Uma medicina de inquietudes, de embarcar na Rua Balsa das 10[2] e na lagoa dos Patos na minha cidade de formação em Rio Grande/ RS. Nunca fui uma aluna de notas altas, na verdade eu calculava as faltas para poder estar na comunidade, no movimento estudantil, na luta por uma sociedade melhor. Fui uma aluna de caminhar no chão e nas águas da luta social nas comunidades Rio Grandinas, em especial da comunidade da Barra e a criação do projeto da Liga

---

1   Compartilho o link da mesa no YouTube *https://youtu.be/BHTC2wvu8Tc* Júlia fala por volta dos 45 minutos.

2   Blog "Rua Balsa das 10" (*https://ruabalsadas10.blogspot.com*) criado em 2013 com os amigos e colegas de Educação Popular, um grande berço para a minha escrita. Obrigada Ernande Valentin do Prado, Maria Amélia Mano, Julio Alberto Wong Un, Eymard Mourão Vasconcelos – e mais recentemente Maria Lúcia Futuro Mühlbauer e Maria Emilia Bottini.

de Educação em Saúde[3] foram as partes fundamentais da minha formação; e viajar pelo mundo, através do Programa do Governo Federal Ciência sem Fronteiras, pelo qual devo um agradecimento especial à presidenta do Brasil na época, que abriu diversas portas, janelas e caminhos; de viajar pelos interiores e ruralidades do Brasil – apelidados por mim e minha irmã de "ruralices", um neologismo para "Ruralidades e Pequenices"[4]; de segurar o mundo na palma das mãos, enquanto seguro a mão de um paciente; de descobrir um cuidado longe dos grandes centros, cuidado de terra seca, de rios, morros, mar, ruralidades, presídios, comunidades indígenas, quilombolas, casas – pessoas. Descobri a medicina de família e comunidade rural, portos seguros e mares revoltos de reflexões e práticas. Esse comichão de vida e estrada me fizeram estagiar em diferentes regiões do Brasil e do mundo, colocando meus pés na terra. Na Terra. Aqui estão partes dos diários de viagem, do dia-a-dia dentro dos muros da universidade e fora deles. Ler, reler, revisar e escolher as tecituras foi uma tarefa difícil – todas as vezes eu lembrava de algo que não poderia faltar. Certamente cometo erros ao deixar histórias de lado, mas, sabe... É importante ter alguma história para contar em uma boa conversa.

Os textos escolhidos, que são em sua maioria pinçados do cotidiano, perpassam pela minha formação, desde o primeiro ano da faculdade até o último dia. São os momentos de perplexidades (tão frequentes) em que o protocolo ou a ciência não dão conta. Cresci, ri, chorei, construí e, principalmente, compartilhei. Meu profundo agradecimento a todas as pessoas que participaram da minha formação e que até hoje me ajudam a ser uma humana no mundo. Em

---

3   Projeto de extensão e educação popular criado em 2010 por acadêmicos do curso de medicina da Universidade Federal do Rio Grande, que trabalha com empoderamento das comunidades riograndinas.

4   Virou também um diário visual no Instagram @ruralices.

especial agradeço minha família, meu companheiro e minhas duas gatas pelo apoio e paciência. Aqui ficam os recortes, os contos, as reflexões, as trocas. Os abraços deste diário.

Abraços que pousam,
Mayara Floss.

Café Brasilero

No quarto ano da faculdade de medicina, em 2013, no alto dos meus vinte e quatro anos, eu tive a chance de tomar um café com Eduardo Galeano. Isso me fez chegar até este livro com memórias da universidade e da minha formação como médica.

A saga para conhecê-lo foi repleta de esperanças e desesperanças. O livro "As veias abertas da América Latina" fez com que eu me conectasse com as minhas veias latino-americanas quando eu estava com dezesseis anos. Em 2011, depois de estar há um ano no Diretório Acadêmico do curso de medicina, eu comecei a arquitetar um plano impossível: trazer Galeano para Rio Grande, cidade no ponto extremo do sul do Brasil, onde eu cursava a faculdade. Queria vê-lo contar sobre o livro, contar as histórias, queria poder conhecê-lo de perto.

Comecei a procurar o contato do Galeano. Escrevi para o Ministério da Educação do Uruguai, usando o logo do Diretório Acadêmico. Consegui um endereço e um telefone. Comecei a enviar livros e cartas, mas jamais consegui uma resposta. Ainda assim, enviava junto deles uma cópia do meu livro de poesias e alimentava as esperanças. Na época, era muito difícil fazer uma ligação internacional Consegui colocar créditos no Skype e telefonar para o número da casa do Galeano. Alguém atendia e eu falava que queria falar com Galeano. Apesar de estar quase certa de que ele estava do outro lado da linha, ele dizia que era um primo e que Eduardo Galeano estava viajando.

Depois de muito esperançar e desesperançar, estava vendo alguns blogs e cruzei pelo de Rogério Tomaz Jr., no qual havia uma foto dele ao lado de Galeano e ele contava sobre uma partida de futebol. Enviei uma mensagem para Rogério, que me enviou um e-mail com explicações do porquê que não poderia me enviar o contato de Galeano e me recomendou entrar em contato com a editora dos livros dele no Brasil: a L&PM. Rogério escreveu um segundo e-mail sugerindo que eu falasse com Amanda Zulke, assessora de imprensa, e explicava que eu deveria escrever que havia sido Rogério quem sugeriu que eu falasse com ela.

Na época, eu comecei a pesquisar o contato dela e decidi ir para o *Facebook*, onde, de fato, encontrei o contato da Amanda. Enviei uma mensagem que caiu na caixa de mensagens de pessoas desconhecidas. Resolvi reunir coragem e ligar para a L&PM. Lembro de sentir o coração na boca.

— Olá! Boa tarde! Gostaria de falar com a Amanda Zulke.

A mulher do outro lado da linha me respondeu que Amanda não estava, mas me avisou quando eu poderia retornar. Liguei alguns dias depois. Falei com a Amanda, expliquei do sonho e da mensagem no *Facebook*. Ela me respondeu que iria ler a mensagem e que não tinha autorização para passar o contato do Galeano.

Amanda leu minha mensagem e decidiu me responder e me passar o e-mail do Galeano. Em 27 de setembro enviei um e-mail para Eduardo Galeano. Falava da história, de que o meu e-mail era um clichê, de que eu gostaria que ele viesse fazer uma palestra na minha universidade em novembro de 2013 e enviei também um conto. Ele respondeu algumas horas depois dizendo que não poderia fazer a palestra, mas me convidava para tomar um café no *Café Brasilero* em Montevideo. Enviei, por recomendação dele, o meu livro preferido pelo correio. Em outubro, ele me respondeu que estaria de volta a Montevideo em novembro.

Galeano me escreveu em 19/11/2013:

> te espero el viernes 6 de diciembre, a las tres de la tarde, en el café brasilero, ituzaingo casi 25 de mayo, cerquita de la catedral.
> vuelan abrazos y suertudas suertes, eduardo

Eu confirmei o convite sem saber como iria para Montevideo e de onde iria conseguir todo o dinheiro necessário dentro do meu orçamento estudantil. Apesar de já estar guardando, desde as primeiras mensagens respondidas, uma parte da bolsa de iniciação científica. Conversei com meu pai e minha mãe que apoiaram a empreitada, mas não queriam que eu viajasse sozinha. Falei com Arnildo, que topou na hora. Em 6 de dezembro tínhamos uma prova de geriatria, precisávamos convencer nossos colegas a assinar a mudança da data da prova e persuadir o professor, talvez esta tenha sido a parte mais difícil de toda a articulação.

Na rodoviária de Pelotas, esperando o ônibus para Montevideo, conhecemos uma professora aposentada da universidade que nos acolheu na viagem, nos levou para tomar café da manhã e nos apresentou a universidade de medicina uruguaia. Lembro que não conseguimos almoçar no dia 6 de dezembro. Às 15 horas estávamos no *Café Brasilero*. Quando Galeano entrou pela porta eu estava paralisada, olhava para o Arnildo, não sabia o que falar. Até que cheguei perto dele e me apresentei. Sentamos em uma mesa encostada na parede do pequeno café, meu coração pulsava forte.

Por uma hora, conversamos. Sobre adoecimento, medicina e poesia. Eu levei meu primeiro livro "Falta um poema..." lançado antes de eu entrar na universidade. Ele falou:

— Sabe, Mayara, *texto* vem da palavra *textum*, em latim e significa "tecer".

Estávamos tecendo histórias.

— Continua escrevendo — ele recomendou ao final, segurando meu rosto com as duas mãos e dando duas batidinhas.

Eu falei para o Arnildo que nunca mais o veríamos. E, apesar de ainda trocarmos alguns e-mails antes de ele adoecer, fiquei no profundo compromisso de escrever este livro que está nas suas mãos agora. Obrigada.

Trote

O trote da universidade, um desses momentos de ritualização de passagem, com muita tinta e sujeira, construído de forma até cuidadosa pelos veteranos – por exemplo, eu levava pendurada uma placa na qual estava escrito "alergia a ovo", então todos os veteranos tinham mais tinta, erva-mate e farinha para mim. Seu objetivo, após o "ritual" de sujeira e cantoria, era arrecadar dinheiro para pagar a cerveja dos veteranos à noite.

Eu tracei um plano para lidar com aquilo tudo: deixei um violão velho pronto e toquei músicas na praça pedindo dinheiro.

A estratégia não foi muito eficaz pois parei em um ponto onde poucas pessoas circulavam, mas fiquei tocando por um tempo, com alguns colegas acompanhando.

Um senhor ficou um tempo cantando. Dançou. Pedi se ele queria ajudar com algum trocado. Ele falou:

— Moça, eu estava pedindo dinheiro na rua até vocês chegarem.

Entreguei para ele o que eu tinha juntado.

Na medicina:

Quanto mais vejo usarem o estetoscópio,
menos se escuta o coração.

Rio Grande, setembro de 2010.

Anatomia

Ao ver a secção transversal da medula espinal, muitos só viam os feixes nervosos.

Ali, estava uma borboleta.

Rio Grande, maio de 2010.

Unhas

Era o começo do curso de medicina. Tudo novo. No ônibus, após a aula de fisiologia, vi um colega – Arnildo, o seu nome. O tipo que fala pouco e observa muito. Quando sentei ao seu lado, Arnildo se segurou na barra do assento em frente e as mãos dele me chamaram a atenção. Percebi que as unhas da mão direita eram compridas e as da esquerda, curtas. Conversamos sobre música e essa conversa nunca parou. Se transformou em ensaios em porões e estúdios mofados. Virou também o que mais tarde chamamos de Projeto M(Ar), uma forma de não nos afogarmos na medicina. Eu tocava percussão (às vezes, também violão) e Arnildo violão e voz. Nas quintas-feiras, das vinte e duas horas até a meia-noite, aproveitávamos o horário de custo reduzido no estúdio. Com olheiras de cansaço, fazíamos poesia e ensaiávamos.

Outra atividade que marcou o nosso tempo na Universidade Federal do Rio Grande foi o Sarau Literário, que fazia parte das atividades do diretório acadêmico. A primeira edição ficou marcada com o tema "Receita de Poesia", que relacionava a clínica com a literatura. Nela, foi também marcante a companhia do pediatra Leonardo Bulcão, o Lunar, o médico-músico-palhaço que fazia poesia e às vezes dividia os ensaios conosco na sua casa-estúdio.

Essas transgressões foram tão importantes para a minha formação quanto a grade curricular. Compus a música que foi nossa primeira composição, chamada "Frações" e nela escrevi: "E os meus olhos se calam / nesses setembros de promessa, / tenho pressa desse mar(...)". Dessa parceria com Arnildo e das conversas no ônibus, em alguns meses surgiu o espaço para a criação da Liga de Educação em Saúde (carinhosamente apelidada de LES). Nascida do genuíno descontentamento da nossa formação, atravessada por música e poesia.

Arnildo foi o amigo observador que enquanto eu argumentava muito organizava as ideias. Éramos conhecidos como irmãos gêmeos na universidade. Onde um estava, o outro aparecia. Nas consultas, Arnildo sempre escutava muito bem, como fazia na música e nas brincadeiras com afinações diferentes do violão. Certa vez, fomos gravar uma música. A ideia era gravarmos separados, mas só funcionou tocando juntos – assim como grande parte do movimento estudantil, das organizações de semanas acadêmicas e das implicações em nossa formação (e talvez nossa falta de treino com o metrônomo).

De 2010 até concluirmos a graduação, fazíamos muito além do currículo convencional. Íamos à comunidade nos finais de semana e à noite. Também mobilizávamos reuniões semanais do movimento estudantil em busca de melhorias no Sistema Único de Saúde, em especial no Hospital Universitário, na Atenção Primária à Saúde e no ensino.

Nessa luta por melhorias, organizávamos também as semanas acadêmicas que lotaram o auditório da faculdade de medicina com mais de trezentas pessoas. Isso envolvia, além de dar conta do currículo regular da universidade, tarefas como comprar guardanapos e café para o *coffee break*. Foi inesquecível a exposição "De Peito Aberto" que após uma entrevista no Jô Soares trouxemos para a nossa universidade de interior. Agradeço muito a Rose Amaral (*in memorian*) e o Hugo Lenzi, que escutaram os alunos e conversaram sobre a experiência do câncer de mama, fotografia e arte. Vera Golik (*in memorian*), a jornalista que contava a história das mulheres, não conseguiu vir, mas estava presente nos cartazes e na exposição. Naquele ano de 2012, trouxemos parte da equipe do Hospital AC Camargo, complementando a nossa formação nas discussões da semana acadêmica. As semanas acadêmicas de 2010 a 2014 eram dias de sonhos: um deles, particularmente meu, foi trazer Débora Noal, do Médicos Sem Fronteiras. Também trouxemos parte da equipe de transplantes do Albert Einstein para falar sobre o tema.

Criamos uma sistemática de funcionamento: a parte dura da medicina, que acontecia no formato de minicursos durante à tarde (falando de câncer, transplantes, etc), era complementada à noite com outras discussões importantes, como a EBSERH, formação médica, antropologia, comunicação, saúde mental, movimento estudantil e outros debates. O estudante só ganhava certificado se participasse das tardes e noites, o que por muitas vezes fazia com que ficassem para a programação que queríamos debater. Na época, para financiar esses sonhos construímos projetos para a pró-reitoria de assuntos estudantis e pedimos muito patrocínio.

Em setembro de 2013, em um dia pré-evento, ventava muito e estávamos numa correria. Na saída do mercado, Arnildo aguardava na fila com as compras e falava ao telefone com um colega para descobrir o CNPJ do Diretório Acadêmico. Era necessário para as notas fiscais. Eu sentia fome e fui à padaria do atacado pegar algo para nós dois. Enquanto comprava os pães e um suco, um carrinho de supermercado veio arrastado pelo vento e bateu contra a parede de vidro do atacado. Eu e a atendente ficamos embaixo de uma chuva de cacos de vidro. Arnildo seguia a conversa ao telefone e não percebeu minha cara de susto, nem o barulho do estilhaço do outro lado do mercado. Só percebeu a parede de vidro quebrada quando sentamos no banco do carro. Rimos juntos. Depois descobrimos que um ciclone passava pela cidade nas vésperas da Semana Acadêmica.

Todo final de ano, no sofá do diretório acadêmico, Arnildo e eu debatíamos sobre quem daria continuidade aos projetos, afinal, um dia sairíamos da universidade. Eu fui a primeira, ao menos temporariamente, quando entrei no Ciência Sem Fronteiras. Fui para a Irlanda após o quarto ano da faculdade. Com a viagem, a conclusão da minha graduação descompassou com a de Arnildo. Ainda assim conversávamos via videochamada e escrevíamos músicas. No meu retorno ao Brasil, foi difícil não ter meu amigo por perto em Rio Grande. Arnildo estava em vias de se formar e fazia estágios em Porto Alegre. Fiquei morando alguns meses no seu apartamento.

A nossa formação foi feita pelas bordas, vivíamos no limite das notas e faltas para vivenciar os projetos e a comunidade. A Liga de Educação em Saúde fez mais sentido do que os muros da universidade, pois através dela aprendi a reconhecer a importância de construir o cuidado com as pessoas a refletir sobre o meu papel como profissional da saúde e sobre a importância de garantir o direito à saúde com as pessoas, e não para as pessoas.

Numa das composições mais recentes, após formados, escrevemos juntos: "Minha imaginação / não está à venda, não". Seguimos assim, lixando as unhas, com cuidado para não ficarem grandes demais para examinar os pacientes e tocar violão.

Sobre palcos e joelhos – a medicina fora dos muros da universidade

Fisiologia, Histologia, Genética, Bioquímica, Biofísica, Relação Médica, Concepção e Gestação, Teoria Geral da Saúde e Sistemas de Atenção. Eu pulava de uma matéria a outra. Dividindo o corpo humano, fragmentava-o nos menores pedacinhos celulares. Minhas mãos nas lâminas, nos livros; os ouvidos nos veteranos: "Estude isso, revise aquilo". Depois de uma prova e um café amargo, uma nova rodada de estudos.

Decorar os ossos e cada parte de uma vértebra, os músculos, os ligamentos, os órgãos, suas inervações, irrigações, funções, células, fórmulas, ATPs. Achei que iria amar Anatomia Cerebral, mas achei chata. Várias caixas de conhecimento se abriam e eu era obrigada a entrar; aprendia a ver o mini-mundo do microscópio, as partes do tecido... Mas sentia que desaprendia sobre as pessoas. Os professores e os slides sem emoção, a passar um atrás do outro, um colega gravando o áudio da aula para fazer transcrição, livros, xerox e capítulos por todos os lados. A chamada rodando pela sala. Queria que fosse mais animador, mas me sentia a afogar aos poucos nos estudos.

Começamos a nos aproximar dos pacientes apenas na cadeira de Relação Médica, toda sexta-feira pela manhã, acompanhando as atividades das Unidades Básicas de Saúde da Família (UBSF). Como objetivo da matéria deveríamos, em um grupo de quatro alunos, acompanhar uma família específica da comunidade periférica para tentar entender alguns hábitos e formar um laço, com a finalidade de observar e tentar modificar algumas rotinas e hábitos considerados não saudáveis e aproximar os estudantes da realidade local e da Atenção Primária à Saúde – o que para a maioria geralmente significa fazer caridade e escrever o relatório ao final do semestre.

No cenário da cidade de Rio Grande, ao sair do seu tão bem quisto centro com esgoto, água encanada e asfalto, por onde passou o imperador no passado, e ao entrar em comunidades fora do centro, encontrarás a estrada de areia, casebres construídos com "lata-velha" de navios, valetas para correr o esgoto e a água da chuva, falta de coleta de lixo (o qual se amontoa na frente das casas por dias), casas de "chão batido", às vezes com ou sem água encanada e com ou sem energia elétrica.

Eu não tinha estetoscópio, nem nenhum outro instrumento médico. Tinha recém mandado fazer meu primeiro jaleco. Ia para a comunidade de ônibus com outros colegas. Certo dia, uma colega (que foi de salto para andar nas estradas de areia) falou que jamais iria levar o seu novo estetoscópio *Littmann*[5] para tocar naquelas pessoas. Eu fiquei profundamente revoltada com aquilo. O que mu-

---

5   Uma marca de estetoscópios de qualidade elevada e preço também.

dava das pessoas do hospital ou das pessoas em si para aquelas? Eu nem sabia que estetoscópio era esse.

Quase sempre éramos bem recebidos e inclusive esperados por várias famílias. Algumas pediam para voltarmos outro dia pois não podiam nos receber, precisavam organizar a casa para os "doutorezinhos". Quando nos aproximávamos de alguma casa com as Agentes Comunitárias de Saúde, éramos recebidos pelos cachorros, alguns mais calmos, outros nem tanto, mas em geral com festa. A família sorria, abria a porta da casa e deixava-nos entrar, mesmo que, por falta de espaço, alguns de nós ficassem do lado de fora, ouvindo a conversa. A mágica acontecia principalmente pelas Agentes Comunitárias de Saúde que explicavam como era importante os alunos "conhecerem a realidade".

A "nossa" família, escolhida pelo professor e pelas Agentes Comunitárias de Saúde, tinha um prontuário de papel extenso, daquelas pastas de prontuário da família bem cheias, com mais de dez centímetros de grossura. Era uma família com uma renda melhor do que as da redondeza, pois possuía um pequeno "bolicho" – como são conhecidos Rio Grande do Sul os lugarzinhos com uma mesa de sinuca, bebidas alcoólicas, algumas cadeiras, caixas de cerveja viradas para sentar, uma pequena bancada, refrigerantes. O chão do bolicho era daqueles de cerâmica quebrada e, claro, um pôster de uma mulher segurando uma cerveja qualquer destacava-se, escondendo os tijolos à vista com cimento da parede. A entrada era uma pequena porta com algumas cadeiras na frente e bancos de "caixa de cerveja" numa pequena varanda improvisada.

A casa em si ficava atrás do bolicho que funcionava como uma ante-sala da casa. Uma parede dividia a casa do bolicho e você só chegava no terreno se passasse por dentro da venda. Para chegar "nos fundos", entrava-se em um pequeno terreno de terra batida, com cachorros, galinhas, pássaros (engaiolados) e gatos. A casa, metade de material, metade de madeira, tinha o chão igual ao do bolicho, uma cozinha/sala, um pequeno corredor, quarto e banheiro. O quintal fazia caminho para uma outra casa que foi construída depois, essa, que tinha um quarto, uma cozinha/sala e um banheiro, era a casa da filha do casal. Havia ainda, no meio do quintal, uma obra que se encaminhava para ser a cozinha do bolicho, onde seriam feitas batatas-fritas, polentas e petiscos para os frequentadores.

Logo que chegamos, fomos recebidos por uma senhora pequena e sorridente, Carmen[6], abrindo as portas do seu lar para nós, alunos do primeiro ano. Antes de chegarmos lá, já tínhamos lido a "pasta da família" e a história das doenças no prontuário da família. Conhecíamos mais as doenças do que as pessoas. Pela manhã, o dono do bolicho, João, fazia compras para o negócio da família no mercado local. Geralmente, chegava após conversarmos com Carmen. Viviam na casa imediatamente atrás do bolicho, apenas os dois. Na casa dos fundos, viviam a filha, a neta, o neto e o genro. Quando chegávamos, a reunião era geral: sentávamos em volta da mesa da família no meio da sala/cozinha (sempre arrumava-se cadeira para todos, mesmo que pegando emprestada do bolicho) e a dona da casa nos oferecia um chimarrão. Chegávamos perto do almoço, o melhor horário, segundo as agentes comunitárias, para fazer visitas domiciliares.

Na cozinha, sempre tinha salame, queijo; muita gordura, poucas frutas e verduras, como relataram para nós. Jantavam uma comida "forte" com ovos fritos, carne e arroz. Quando podiam, assavam uma cabeça de porco com bastante batata. Como "boa aluna", sentei e comecei a conversar sobre as doenças da família – hipertensão, diabetes, má alimentação (até a neta de dez anos estava com problemas devido a má alimentação, segundo os familiares). Tínhamos

---

6   Todos os nomes e detalhes são adaptados e modificados.

estudado um "roteiro" de conversa. Um "roteiro" clínico é uma ótima forma de acabar com uma *conversa*.

No primeiro encontro, sentei para conversar com o João sobre sua hipertensão e diabetes, já que João tinha as duas.

— Mas... tu sabe, que eu tenho um problema no joelho e fui para o hospital me consultar, e o médico pediu um raio-X da coluna! Nem fui fazer, a minha dor é no joelho! — ele me respondeu assim que comecei o roteiro.

Falamos sobre o joelho e voltei a falar da hipertensão e diabetes.

— Então, eu tenho essa dor no joelho que me incomoda muito... — João recomeçou a falar do joelho.

No segundo encontro, fizemos uma combinação para conversar sobre problemas crônicos e degenerativos, como diabetes e hipertensão. Como bons e persistentes estudantes, insistimos em uma comunicação protocolar. João começou sua conversa sobre a dor no joelho, o raio-x na coluna... A conversa toda foi parar no joelho novamente, e nosso blá-blá-blá sobre alimentação e tratamento parou na articulação.

Depois da dupla insistência, decidimos "mudar a estratégia", compramos um atlas do corpo humano com desenhos do esqueleto, dos sistemas cardiovascular, nervoso e digestivo. Dessa vez, finalmente, começamos pelo joelho! Com o sistema esquelético em mãos, mostramos que o ser humano tinha ossos que sustentavam o corpo, e que o joelho estava interligado com os ossos da perna, bacia e coluna! Falamos mais: que eles nem estavam tão distantes assim, afinal os movimentos do joelho eram sustentados inclusive pela coluna! Seu João arregalou o olho e falou:

– Ah, então eu deveria ter feito o raio-X da coluna?

Quase em uníssono, o nosso grupo de quatro alunos respondeu que sim, e ele perguntou o que faria agora. Orientamos ele a procurar o médico da unidade e pedir para repetir o raio-X e aproveitar para fazer um exame geral, afinal seu João só ia ao médico quando as coisas "apertavam", geralmente direto para o hospital.

Aproveitando o atlas, apresentamos o sistema cardiovascular e explicamos que o homem é cheio de "canudinhos" que levam sangue para o corpo para dar energia e distribuir o oxigênio que respiramos; que as comidas gordurosas "entupiam os canudinhos" e podiam levar a sérios problemas, porque o corpo ficava sem energia e isso poderia levar até ao infarto; que o problema era silencioso e, muitas vezes, só se notava verdadeiramente quando era tarde demais; que a "pressão alta" sobrecarregava o coração, que tinha sempre que trabalhar muito para sustentar o corpo; falamos sobre o "inchaço" (aproveitando que o seu João sempre tinha bastante edema nas pernas) e puxamos o "gancho" sobre o peso que também estava sobrecarregando o joelho e o coração.

Seguimos falando do pâncreas, da diabetes.

— Ah, eu tenho diabetes, mas ela tá boa ainda, porque quando eu me corto cicatriza bem! — João coçou a cabeça enquanto falava.

Explicamos sobre o "caminhão do organismo" (a insulina) que "carrega" o açúcar para dentro das células para produzir energia e sobre o pâncreas que cansava de "manter a sua frota" de insulina, e, então, começava a faltar "energia" para as células. Seguimos a manhã assim. Depois da barreira do joelho, conseguimos conversar sobre as doenças da família. Falamos da importância da alimentação e, no final, presenteamos a família – principalmente a neta, que adorou as figuras coloridas e estava estudando o corpo humano no colégio – com o atlas.

Na visita seguinte, cerca de um mês depois, foi impossível esconder o sorriso quando adentrei a cozinha/sala e vi sobre a pia um pé de alface. A dona da casa havia emagrecido e estava na frente do fogão. Já de caso pensado, passei algumas semanas organizando um "Livro de Receitas Saudáveis" com a ajuda de uma tia que trabalhava com alimentação de pessoas no interior, procurando minimizar custos e maximizar a qualidade dos alimentos. Digitei as receitas no computador e coloquei a letra maiúscula, legível e bem grande, para evitar possíveis dificuldades. Seu João não estava em casa pois estava andando de bicicleta, mas nos contaram que havia diminuído o inchaço nas pernas.

Rio Grande, 2010.

Fósforo

Em uma sala, estavam um grupo de estudantes de medicina primeiranistas, um professor da faculdade e uma turma de Educação de Jovens e Adultos (EJA) de uma escola localizada dentro do território da universidade, todos sentados com roupas comuns, em círculo, e riscavam fósforos para falarem seu nome e algo que gostavam de fazer. A regra era simples: apresentar-se enquanto o fósforo queimava.

— Meu nome é Anderson, sou aluno do oitavo e eu gosto de comer e dormir — falou enquanto chacoalhava o fogo para apagar logo.

— Meu nome é Aline, sou aluna do sétimo ano,sou mãe e gosto de ler, estudar e cuidar... — acabou o fogo. A caixa de fósforo era passada para a próxima pessoa.

— Meu nome é Mayara, estudo medicina, gosto de comer, dormir e tocar violão — falei e todos olharam, tocar música era algo inusitado. Todos e todas:

— Gente!

A apresentação seguiu. Ali, diferente da performance universitária regular, não éramos robôs de jaleco branco. Éramos pessoas que queimavam palitos de fósforo. O objetivo da reunião era nos conhecermos e pensar saúde. Esta reunião era a atividade de extensão, ou prática na comunidade, de um projeto criado por nós, estudantes de medicina, no segundo semestre do ano de 2010. Eu, em especial, estava decepcionada com o curso e cansada de segmentar as pessoas (isso já no primeiro ano da faculdade). Frequentemente me perguntava: onde estão as pessoas? Só vejo corpos.

No segundo semestre da faculdade, eu e Arnildo, amigo e colega inseparável, estávamos com receio de como seria chato ser médica ou médico. Começamos a articular um projeto, sem falar com nenhum docente, de ir para a comunidade ouvir as pessoas. Ao final de uma aula de bioquímica, subi na cadeira e perguntei para os sessenta colegas se alguém teria interesse em desenvolver um projeto na comunidade. Poucos se interessaram. Formamos também um grupo de seis estudantes com nossos melhores amigos (impelidos a participar pela amizade). Escrevemos o projeto, articulamos com a escola EJA que, apesar de estar no terreno da universidade, parecia estar atrás de um um muro invisível entre a comunidade e a universidade.

Uma semana antes de começarem as atividades, fomos conversar com um professor por ideia do Arnildo. Pensamos que seria importante ter alguma oficialização com a universidade, porém não queríamos ter um professor "barrando" as nossas ideias. Por sorte, Arnildo convidou o professor Tarso, o único médico de família e comunidade com o qual tínhamos contato (e um dos poucos do curso). Quando nos reunimos pela primeira vez e mostramos o projeto escrito a articulação com a escola, ele pensou "ou eu abraço isso com eles ou eles vão fazer de qualquer jeito". Sei que ele pensou isso porque ele nos contou depois. Tarso foi muito gentil ao sugerir que tivéssemos alguns encontros preparatórios e fizéssemos algumas leituras e reuniões prévias para não chegarmos despreparados na universidade.

Foi assim que surgiu a Liga de Educação em Saúde: entre os traslados de ônibus e o descontentamento com a formação médica. No dia em que queimamos fósforos com a comunidade, tínhamos duas perguntas iniciais para fazer: "O que é saúde?" e "Por que não vou ao médico?". Eu estava coordenando a reunião e duas colegas escreviam o que as pessoas falavam em um cartaz; todos tinham voz, o conhecimento era construído com as pessoas. No final, íamos definir juntos os temas de interesse do grupo para próximas reuniões. A primeira pergunta fluiu, teve respostas como: "Higiene", "Ambiente saudável", "Tomar vacinas", etc.

Mas a pergunta de maior aprendizado certamente foi a segunda. Quando colocamos ela no cartaz, um homem jovem falou:

— Tu chega lá e o médico nem te olha na cara, dá uma receitinha e te manda embora.

Seguido por uma senhora:

— Para quê ir, se você fica esperando horas enquanto os médicos ficam tomando cafezinho e dando risada numa sala e minha irmã passando mal?

Eu sentia minhas bochechas quentes. Pensava que era exatamente isso o que eu não queria fazer. Conseguimos ouvir o quão horrível é a medicina.

— Por que vocês estão fazendo medicina? — perguntou uma das pessoas do grupo enquanto todos concordavam com a cabeça — É para ganhar dinheiro?

Estávamos ali para ouvir, para cuidar das pessoas, porque gostamos de pessoas. Com a ajuda do professor Tarso, saímos daquele nó dos tipos de profissionais e das dificuldades. Eu me sentia do tamanho de uma formiga. Aos poucos, eles começaram a fazer recomendações:

— Têm que aprender a conversar direito.

— Não vão ficar mais velhos e não olhar nos olhos dos pacientes!

— Não se esqueçam da gente, e que a gente é gente.

Na dúvida, sempre volto para esse dia.

Rio Grande, agosto de 2010.

Prescrição

O médico prescreveu: "Paracetamol se dor e/ou febre".
Mas a mulher não sabia usar o termômetro.

Rio Grande, julho de 2011.

Nome

Esta é a história de uma das primeiras pacientes que eu atendi na minha formação médica. Era o segundo ano da faculdade, o período da semiologia, conhecido como o ano em que mais reprovam os acadêmicos. Nessa disciplina havia uma mística do terror, ao invés de um ambiente saudável de aprendizado. O ano em que se aprende a examinar as pessoas, a reconhecer sinais, a auscultar o coração e os pulmões, a apalpar a barriga, entre tantos outros exames. Acho que um pouco da humanidade dos estudantes vai embora com as listas de perguntas para definir o caso clínico. O interesse na história clínica transpassa a história da vida. Esse é um marco da esterilização do conhecimento.

O professor me deu o nome de um paciente e disse que eu deveria descobrir sua doença. Anderson, 3-A. O leito ficava na ala masculina. Cheguei no quarto e encontrei uma mulher branca, com os cabelos loiros molhados, mexendo no monte de xampus e cremes. Eu não via o seu rosto, só a via debruçada sobre a cama, secando os frascos. Ela enrolava tudo com uma toalhinha branca. Conferi duas vezes se estava no leito certo. Perguntei para ela:

— Onde está Anderson?

— Está aqui — ela respondeu.

Demorei um pouco pra entender que ela era uma mulher trans. Eu não sabia o que fazer, nem como explicar a minha falta de repertório clínico para falar com ela. Eu precisava retornar com o caso clínico para o professor, que constantemente reprovava os alunos "incapazes" de colher uma história clínica adequada. Não perguntei como ela queria ser chamada, mas também não chamei-a pelo nome de registro. Depois, percebi que errei profundamente. Para o meu professor, o gênero e a sexualidade dela eram indiferentes. O que interessava para o aprendizado eram as lesões nas mãos. Não importava a história da vida, só a história da doença. Quando começou? Dói? Locais das lesões? Algo aliviava a dor? Onde vivia o paciente? A casa era de alvenaria?

As perguntas eram respondidas, mas eu sentia um eco. Oco. A paciente me contou depois que se chamava Sandra. Eu passei a chamá-la de Sandra, mas isso não acontecia com os outros profissionais. Levei essa informação para o professor, ele iria avisar os colegas, mas sentia que para eles aquele era um "problema menor" frente a doença interessante de Sandra. Pareciam fazer questão de chamá-la pelo nome de registro. Visitei Sandra várias vezes fora da matéria de semiologia, não pela história da doença, mas pela vida. Ela queria fazer faculdade de enfermagem, estudar. Tinha se matriculado na escola várias vezes, mas era afastada pelas drogas, violência e prostituição. Sandra usava a estratégia de mudar os caminhos pelas ruas da cidade para não cruzar com "os amigos da rua". Eu não tinha muito além dos ouvidos para oferecer à Sandra. Era possível ver a solidão que a acompanhava. Vistei-a até ela completar o tratamento. Levei livros para que ela lesse e minhas apostilas do cursinho para que estudasse. Combinamos de nos encontrar na suas consultas no ambulatório. O tempo nos desencontrou.

Rio Grande, 2011.

Na lua não há

*Para todos os Recrutas da Alegria, em especial
Bruna e Arthur.*

Em 2011 eu não sabia muito bem o que era um palhaço, muito menos um *clown*, nem a diferença entre um e outro. Tinha apenas um documentário dos Doutores da Alegria e o filme do Patch Adams na bagagem. Lembro da Bruna, minha veterana, indo até a minha casa para escrever o projeto para o SigProj (Sistema de Informação e Gestão de Projetos) para cadastrar na plataforma e oficializar a criação de um projeto de palhaços na faculdade de medicina. Naquele dia, precisávamos de um nome para aprovar o projeto e consolidar os estudantes *clowns* nos corredores do hospital. Pensávamos em nomes e pesquisávamos na internet para ver se já existia alguma ação com o nome parecido, por tentativa e exclusão chegamos ao "Recrutas da Alegria".

O desejo inicial era realizar uma ação de doação de alimentos, mas foi a ideia de rir e encenar que movimentou-nos. Aos poucos, iam surgindo palhaços, o repertório de cenas, o improviso. Arnildo não queria cantar, então encenou um palhaço que tocava violão, mas era mudo. Assim, passávamos os sábados, entrava ano e saia ano, nas enfermarias do Hospital Universitário. O Recrutas da Alegria era o evento da semana. Os banheiros da área acadêmica viravam camarins com maquiagens pelas bancadas e pias, e o pequeno Diretório Acadêmico, o vestiário com fantasias. Fazíamos formações, estudávamos e criávamos caminhos. Minha *clown*, a doutora Sonina, brincava sobre minhas poucas horas de sono e meu *clown* era dorminhoco. Com o tempo, parte da formação constituiu-se em estudo da história do *clown* e palhaçaria, oficinas de teatro, de balões, de música e de expressão corporal.

Fizemos jalecos coloridos, eu costurei o meu. Botões diferentes, bolsos com detalhes floridos. Conseguimos um violão e eu comprei diversos adesivos para decorá-lo, passei uma tarde decorando o violão do Recrutas. Fiz um livro de músicas faceis de tocar e cantar. Em especial, adorava ver Tuíto e Fumbica cantando "dirigindo a kombi". Mas sempre tinha um pedido especial embalado no improviso. Certa vez, uma criança queria que cantássemos "Meteoro da Paixão". Eu não tinha ideia do que era, mas minha dupla sabia algumas partes da letra. A mãe ria e eu tocava violão, errando e cantando. Terminava os sábados do Recrutas feliz e exausta.

Humanização

Um exército de jalecos e estetoscópios aproximava-se e partia. Os acadêmicos examinaram aquele homem negro com trinta e alguns anos. Eu fiquei para trás e observava a cena. Pelo menos cem alunos o tinham examinado ao longo dos últimos dois dias. Era um caso interessante, um sopro cardíaco exuberante. Chegou a minha vez.

— Já estamos terminando, sou a última — falei baixo.

Ele sorriu e olhou para baixo, como tinha feito com todos os meus colegas.

Quando terminei o exame, chamei-o pelo nome e pedi se ele gostaria de escutar o que tanto ouvíamos no seu coração. Ele sorriu um sorriso novo. Procurei um foco cardíaco. Segurei a ponta do estetoscópio contra o peito dele. Ele abaixou a cabeça e colocou as olivas nas orelhas. Fechou os olhos. Durou alguns instantes, eu segurava a campânula no seu coração.

Senti o professor tocando as minhas costas. Me chamou para fora do quarto com uma certa pressa e rispidez, percebi muito incômodo dos meus colegas. Quando me despedi, o paciente me deu um abraço. Todos atrás da porta ficaram apavorados. Me avisaram para ser cautelosa, higienizar meu estetoscópio, não aproveitar para isso o tempo da aula. O professor me advertiu de que eu não estava agindo como médica e de que eu não podia ter essa *impostura*.

Rio Grande, 2011.

Febre

Em uma das últimas reuniões do ano de 2011 da Liga de Educação em Saúde, na cidade do Rio Grande/RS, estudantes do curso de medicina, na época interessados em se aproximar da comunidade e construir conversas horizontais, conversavam com estudantes de Educação de Jovens e Adultos. Já havia sido criado um vínculo durante o ano. O tema do encontro seria "infecções". Conversávamos sobre o que era uma infecção, sobre as vivências de cada um e entramos no assunto "febre" – lembro de ter comentado que esse era um dos sinais de infecção.

Uma senhora perguntou para mim abertamente:

— Como é isso de febre? O que é febre? Nunca entendi isso de termômetro direito.

Então eu decidi perguntar àquelas quinze pessoas que eram pais, mães, avós, filhos e filhas se eles sabiam usar um termômetro. Ninguém sabia. Nem tinham termômetro em casa. Claro que sabiam o que era a sensação febril, mas havia um desejo de aprender sobre algo naturalizado como "todo paciente sabe". Naquela sala, descobrimos juntos o uso do termômetro e eu comentei "O que adianta eu receitar determinado remédio de febre se muitos não sabem usar um termômetro?". Todos e todas riram.

Ninar

Em uma quinta-feira chuvosa, sentei ao lado de uma jovem grávida no banco de fora da unidade de saúde. Ficamos quietas olhando a chuva cair. A barriga dela aparecia pela blusa curta; ela estava com uma calça colada, chinelos de dedo, cabelo preso e um sorriso no rosto.

Eu só pensava em *gravidez na adolescência*. Meu cérebro trabalhava. Camisinha. Sexo seguro. Anticoncepcional. Mas decidi falar do clima. Ela começou contando:

— Choveu muito, minha casa alagou.

Perguntei onde ficava a casa. Ela explicou sorrindo que morava nos fundos da casa da mãe e perto da casa do irmão, que também era no mesmo terreno. Ela tinha recém se mudado. Por enquanto a casa nova dela tinha apenas um cômodo. Ainda estavam pensando se construiriam o banheiro ou não — ela contava, com o maior orgulho, sobre a casa e como ela e o bebê iriam morar.

Pensei em perguntar sobre o pai, mas só ouvi. O assunto veio naturalmente. O pai era mais velho, trabalhava no porto e, de vez em quando, aparecia. Não estava feliz com a gravidez, mas esperava um menino. Ela tinha um sorriso imenso no rosto.

Perguntei a sua idade e ela me respondeu:

— Quinze anos.

Ela me olhava e comemorava:

— Agora vou ter um espaço só meu, não vou precisar mais dividir o quarto com meus irmãos.

Ela tinha oito irmãos e dividia com eles o mesmo quarto onde havia uma cama.

Retratação

Lembro-me, como se fosse ontem, de ter de escrever uma carta me retratando, impelida pelos professores. Escrevo este texto para mim mesma. Vejo, inúmeras vezes, a universidade como uma linha de montagem do conhecimento e uma linha de desmontagem das humanidades. No meio dessa dissociação é que vivemos a formação. Ao final do dia, para mim, a formação é uma grande cartografia cheia de curvas, como um caminho entre saberes, mapas. Ninguém tem suas vivências retilíneas. Pessoas se formam médicas muitas vezes às custas de muita medicação e prejuízo da saúde mental. Tenho colegas irreconhecíveis. Transitei muito perto do adoecimento, da tristeza profunda e do meu constante desajuste.

Parte das nossas discussões nas terças-feiras à noite nas reuniões do Diretório Acadêmico envolviam a nossa formação. Estudávamos as Diretrizes Curriculares Nacionais e nos aprofundávamos no que era preciso para ser um bom profissional de medicina. Certamente, um assunto no qual muitos colegas não estavam tão interessados: a formação médica. Na época, já tínhamos propostas de aglutinação de matérias e reestruturação de conteúdos baseadas nas diretrizes.

No terceiro ano do curso de medicina, participei de um congresso regional com professores e estudantes. No evento, nós do movimento estudantil questionamos firmemente a reforma curricular universitária na nossa universidade e a nossa parca inclusão no processo. Em uma oficina de discussão sobre Educação Médica, falamos, eu e um colega, membros do Diretório Acadêmico, contando com o apoio de alunos de anos anteriores. Em seguida, enquanto um dos colegas recebia uma premiação por um dos melhores banners do congresso, fruto do projeto da Liga de Educação em Saúde, eu e esse colega fomos chamados por duas professoras. Queriam passar a limpo a história da nossa participação no congresso. Firmamos o pé na posição de que era verdade, de que não nos sentíamos incluídos no processo. Quem olhasse de longe veria dois alunos de cabeça baixa. Enquanto éramos duramente repreendidos, eu engolia o choro, meu colega olhava vazio.

Seguido disso, houve uma reverberação, como uma onda que se expande. Na semana seguinte após o congresso, durante o atendimento de um paciente, fomos interrompidos. Outra pessoa continuou o atendimento para recebermos o nosso *feedback* de participação no congresso. Diversos professores deram um pequeno sermão sobre a nossa ingratidão com o ensino.

Após esse fato, a relação com os professores piorou. Oscilava. Uma punição por contestar a nossa educação. Fomos compelidos a escrever uma carta de retratação por e-mail para a coordenadora da oficina, com a supervisão de algumas professoras, atestando nosso engano nas reivindicações. Deixo aqui a minha versão da história, silenciada tantas vezes. Foi um fim simbólico de muitos professores que eram exemplo para mim. E um aumento da turbulência dos dias na universidade.

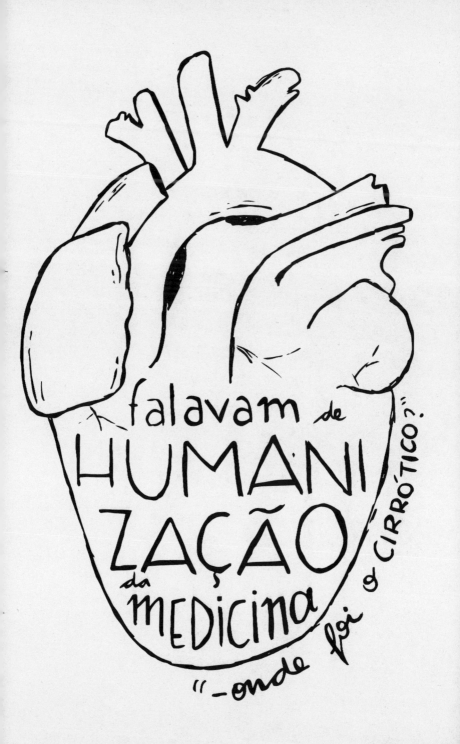

Beto Carrero

A situação de um toque retal é constrangedora. Ainda mais quando você é uma estudante de medicina inexperiente. O calçar das luvas. O pegar a vaselina. O toque para calcular o tamanho da polpa dos dedos e da próstata. Não é uma tarefa fácil, é desconfortável. Pelo menos, dura pouco tempo.

Era o começo da disciplina de urologia. Toques, exames, atendimentos rápidos. Mas aquele senhor, lembro, mesmo com a pressa do ambulatório conseguiu me contar que tinha economizado nos últimos anos para fazer uma viagem no próximo mês até o Beto Carrero com um grupo de idosos.

Isso foi antes de eu palpar a sua próstata e sentir bem ali: um caroço do tamanho de um pêssego. Mal era possível determinar o tamanho da próstata. Saí para chamar meu professor, que ficou duvidando do meu exame físico. Ele chegou e sem cerimônia fez outro toque muito pragmático e com pouca consideração, levantou as sobrancelhas e me olhou. Ao terminar, pediu para o paciente se vestir e aguardar. No corredor, o professor disse que com certeza era câncer. Fomos até a sala de paredes verdes onde tinham algumas cadeiras para discutir casos com os alunos. O professor revisou os exames e me entregou os papéis carimbados para que eu solicitasse os exames e o retorno. Fiquei esperando ele dizer o que eu deveria fazer.

— É câncer. Vai lá e diz.

— Vai você. Não sei falar isso – olhei atônita para o professor.

Ele me condenou. Eu, que já estava no quarto ano do curso de medicina, era incapaz de dizer para um paciente que ele tinha câncer. O professor bateu algumas folhas na mesa branca e me ignorou.

Eu não conseguia me mover. A inércia foi interrompida pelos colegas que chegaram para discutir outros casos. O professor fez um sinal questionando quanto tempo mais eu ficaria importunando-o. Eu tive dezenas de aulas sobre doenças, uma aula sobre entrevista clínica na faculdade e nenhuma aula sobre como dar más notícias. Respirei fundo. Abri a porta da sala e vi o paciente sentado segurando uma bolsinha, onde carregava os exames, no colo. Eu só podia ter escolhido o curso errado. Como iria estragar a tarde ensolarada daquele senhor? O "é câncer" ressoava na minha cabeça.

— Eu vou ter que analisar com calma os exames. O senhor poderia vir amanhã no mesmo horário? – disse e olhei para os papéis.

Isso saía de todos os protocolos e, de certa forma, era uma transgressão dentro da caixa universitária na qual eu me encontrava. Porém, foi a saída possível. Ele concordou. Apertou minha mão.

Saí do ambulatório de urologia perplexa. As costelas mais apertadas para respirar. Eu recorri ao que conhecia de melhor para me ajudar naquele momento: o Google. "Como contar para um paciente que ele tem câncer?". Depois, descobri a expressão "dar más notícias", em inglês, *"Breaking bad news"*. Durante a tarde, a noite e a madrugada, li diversos artigos, assisti a simulações e imaginei a viagem daquele senhor ao Beto Carrero. Eu estava em uma montanha russa. Faltei a aula da manhã. Certamente não precisava de mais uma aula sobre insuficiência cardíaca. O professor de clínica falava que comunicação era "bom senso". Eu tinha a impressão de que "bom senso" não bastava, porque não via muito "bom senso" dentro da faculdade de medicina. Comunicação na medicina é técnica.

Consegui conversar com uma enfermeira que dava as notícias para os pacientes que tinham o vírus do HIV. Ela me deu uma aula. Marcou os tempos da consulta: o começo, recapitulando o que o paciente sabe; a preparação para dar a notícia; a hora de falar; a reação do paciente e o planejamento futuro.

Juntei todas as peças. Como combinado, encontrei o senhor sentado no corredor verde às 14 horas. Ele segurava a bolsinha e olhava fixo para frente. Entrei no ambulatório e fui até a sala de discussão. Expliquei para o professor que precisava revisar alguns exames com um paciente e para isso usaria o consultório. Ele só levantou os ombros. Entendi a indiferença dele como um sim. Coloquei o jaleco branco, preparei o consultório, o espírito e chamei o paciente.

Ele entrou devagar. Sentou e logo perguntou:

— Então doutora, conseguiu ver os exames?

Eu respondi que sim. Respirei fundo e perguntei o que ele sabia sobre os exames e os sintomas que sentia. Ele falou que achava que tinha problemas na próstata e tomava medicação há tempos. Perguntei como ele queria ser informado sobre o resultado dos exames. Ele pediu para que eu contasse logo, mesmo se fosse notícia ruim.

— Infelizmente, a notícia é ruim.

Desde o dia anterior ele percebia que eu estava constrangida com o cenário da consulta.

— Pode falar, doutora — ele disse, quase me consolando.

— É câncer — fiquei batendo a caneta na mesa, pontuando o silêncio. Esperei o senhor falar.

...

Ele disse que imaginava. O pai também teve câncer de próstata. Planejamos os próximos passos: novos exames, consulta de retorno e o possível futuro tratamento. Após estar mais organizado, ele sorriu. Existe vida mesmo nos momentos difíceis. Ao final da consulta, ele apertou minha mão e perguntou:

— Doutora, dá tempo de ir ao Beto Carrero?

Rio Grande, 2013.

Balsa

Para os balseiros

Em uma universidade que transitava entre o ensino amoroso dentro da comunidade e a agressividade dentro dos muros da instituição, foi possível navegar. Um dos espaços em que aprendi a escrever foi a Rua Balsa das 10, um coletivo, um blog, um local de caminhadas em meio aos aprendizados. Durante um bom tempo, mantive a constância de textos semanais, em remadas, para atravessar a eternidade do curso de medicina. Os balseiros mais experientes eram como uma carta de navegação: na medicina e na saúde. No começo, eu não entendia bem o propósito, parecia algo sem delimitação. Com o tempo, entendi que era como as ondas do mar, ou da lagoa dos Patos – sem as bordas definidas da água. O nome surgiu quando Luan, colega calouro, perdeu a Balsa das 10 em direção a São José do Norte. Queríamos o nome de uma rua e então surgiu o nome "Rua Balsa das 10".

Quando surgiu o Balsa, eu recentemente tinha organizado o livro de poesias *Fôlego*, lançado na universidade com uma exposição minha e do fotógrafo (e meu primo) Fabiano Trichez. Momento em que foi lançado também o livro *Poetas de Pijama*, derivado de um grupo de Facebook com as poesias noturnas e soturnas dos estudantes da Universidade Federal do Rio Grande. Eu trançava a escrita com a minha formação. Imaginava o encontro clínico como uma bagagem, cada um colocava uma mala, mochila, o que fosse, em cima da mesa e se trocavam meias, roupas, histórias – profissionais em formação e pacientes. O tempo latejava em cada passo mais próximo da formação. Entre borboletas no estômago e a ânsia do curso, pensava: eu e a medicina, um grande desencontro. Repensava: quem me navega é o mar.

Formigas

Eu estava no ambulatório de cirurgia pediátrica. Uma mãe branca entrou com o seu filho, o primeiro pequeno paciente da manhã. Era uma criança de dois anos com história de uma anomalia digestiva. Essa anomalia demandava cuidados na alimentação, como uma dieta rica em fibras para garantir que ele defecasse com frequência e evitar uma nova intervenção cirúrgica. Um professor entrou pela porta do consultório, sem avisar, para cumprimentar a mãe e a criança.

— Está comendo bastante frutas, né?

A interrupção e a pergunta causaram um desconforto, um concordar mudo com a cabeça. Aquilo me incomodou.

— Mas... Como é? Tá caro para comprar frutas. Você tem conseguido? – perguntei para a mãe, assim que o professor fechou a porta.

— Não — ela abraçou o filho no colo e desviou o olhar de mim.

Eu abaixei a caneta e interrompi o interrogatório clínico. Ela explicou que moravam no interior, sem energia elétrica. Trabalhavam na roça, ganhavam pouco. Ela falava como, com muito esforço, davam leite com achocolatado todos os dias para a criança – a pequena transgressão que o estreitamento financeiro permitia. Enquanto frutas e verduras eles já tentaram plantar várias vezes; mamão, cenoura, maçã e tudo mais. Porém, ataques subsequentes de formigas impediam a produção.

— A culpa é das formigas — ela sentenciou.

Perguntei ainda sobre a possibilidade de ir para a cidade comprar frutas. Ela explicou que eles iam para a cidade de carroça uma vez a cada duas semanas. Nesse dia eles compravam um cacho de bananas para a criança. Refletiu que sem geladeira e eletricidade é mais difícil armazenar. O cacho de bananas e o achocolatado com leite de vaca fresco eram o cuidado possível.

Voltei para conversar com o preceptor, ele coçou a cabeça e refletiu que a orientação das frutas não iria dar muito certo. Optamos por uma medicação que ajudasse a criança a defecar, um papel que solicitava um retorno em breve e acompanhamento.

A minha sensação era a de tapar o sol com uma peneira. A culpa não é das formigas. A culpa é da falta de acesso à alimentação adequada, energia elétrica, saneamento básico, e tudo mais. É uma culpa econômica, política e social, da falta de acesso aos direitos básicos como alimentação de qualidade. O maior determinante da saúde não é o nosso código genético, é o código de endereçamento postal.

Gesso

"Fractura de Escafoides tarsiano derecho"
Jorge Drexler.

Em uma aula prática de traumatologia, o professor explicava, com lâminas de raio-X, para um grupo de estudantes de jaleco branco, sobre fraturas no membro inferior. A porta abriu, para recebermos uma paciente que tinha vindo tirar o gesso do braço. Uma senhora negra, levemente encurvada, com um casaco xadrez, uma blusa vermelha, alguns dentes faltando e os olhos assustados. Para quem ainda não vivenciou esta experiência, para retirar o gesso é utilizada uma serra vibratória, muito barulhenta e assustadora. Ela não é circular, apenas vibratória; só corta o gesso e não corta a pele, tanto que faz parte da experiência o técnico ou estudante fazer demonstrações com a serra ligada passando nas próprias mãos. Ainda assim, é contra-intuitivo. O fato de não cortar não exime a pessoa do medo.

Essa senhora que iria tirar o gesso do braço direito segurava o braço e o gesso com a mão esquerda. Sentou-se na cadeira lacrimejando. A estagiária, muito prática, foi aprontando a serra, dizendo para colocar o braço aqui, colocando o avental na senhora e, conversando com pressa, fez uma demonstração de poucos segundos de como a serra era vibratória...

A estagiária começou a serrar o gesso enquanto a senhora olhava desesperadamente para todos nós, que até então estávamos na aula de fraturas do membro inferior direito. Uma colega deu a mão para a senhora. A estagiária terminou e ao tentar retirar o gesso ele não soltou. Aí, ela olhou para a senhora e, só então, percebeu que ela estava tremendo e chorando. Eu fui buscar um copo d'água, colocamos a serra de lado e enquanto ela estava tomando água com os olhos de desespero, a estagiária falou que teria que utilizar a serra novamente. Ela sorveu a água tremendo, gole por gole, e me olhando nos olhos. Quando ela terminou, eu perguntei se ela tinha alguma religião.

Ela falou que era luterana e tinha feito a eucaristia com um pastor de quem ela gostava muito na sua cidade. Eu perguntei se ela queria fazer uma oração antes de tentarmos serrar o gesso novamente. Ela disse que sim. Fechou os olhos e ficou em silêncio, a respiração acalmou, ela ficou serena. Quando abriu os olhos, falou que estava pronta e apertou a mão da minha colega. Ao final, ela apenas suspirou e acenou com a cabeça. Depois, partiu para o setor de raio-x.

Rio Grande, 2013.

Cota não é esmola[7]

Estive na primeira turma a receber um estudante indígena por cotas na universidade e, mais tarde, fui monitora dos estudantes indígenas e quilombolas. Vivenciei com eles a violência institucional que sofriam, muitas vezes, apenas por estarem presentes no espaço. Aconteceu de o acadêmico indígena chegar no espaço da aula quieto e o professor falar: "Aqui, não vou ensinar a cura da fumaça", e de assumirem que uma colega negra não era estudante de medicina, no máximo de enfermagem. Entre colegas, também havia violência, quem iria fazer grupo com elas e eles?

Aprendi com os e as indígenas e quilombolas sobre sua diversidade, sobre a caminhada universitária e a expectativa da volta às suas comunidades. Sobre a sensação de fracasso ao ter uma reprovação e ao, nas férias, voltar para a comunidade e falar que a formatura iria atrasar. Sobre a resiliência e resistência para ocu-

---

7   Música da artista Bia Ferreira. Escutem.

par as universidades. Ver essas pessoas se graduando, levando sua identidade, comunidade e ancestralidade, ocupando o espaço, as consultas e as cirurgias com cuidado – isso é transformador.

Uma vez, uma criança negra viu a aluna, também negra, de jaleco. Eu vi o menino olhar admirado, como quem pensa "aqui eu também posso estar, também posso ocupar este espaço". Meu desejo é uma universidade mais diversa a cada dia – agradeço profundamente a essa política e por aquilo que pude aprender como colega e monitora.

A colcha de retalhos

Rio Grande, local da minha formação como médica, é uma cidade portuária onde as diferenças sociais são gritantes. Mas se você seguir o currículo da medicina você pode passar quase intacto por esse abismo social. Salvo espaços como o das Unidades de Saúde ou algumas consultas que trazem essa discrepância para dentro do consultório, o concreto da formação médica invisibiliza estas situações.

Já no primeiro semestre, incomodava-me o espaço da consulta. Éramos observadores dos médicos ou internos na Atenção Primária à Saúde. O profissional colocava sua capa – ou jaleco –, abria os exames, condenava o paciente por não ter comido menos sal, não ter controlado o açúcar, etc. e prescrevia uma nova medicação. O paciente ouvia, pedia desculpas, muitas vezes mal falava, e saía. Ao sair dessa cena desconfortável, o profissional reclamava sobre o paciente, e eu tinha certeza de que o paciente também reclamava ou sentia-se insatisfeito com o profissional. No final do dia, o saldo dessa consulta para mim era praticamente nulo, até mesmo negativo. Eu questionava se a medicina dessa forma fazia sentido e se eu queria ter parte nisso.

Esses questionamentos parecem comuns, mas, com o tempo, a universidade vai esterilizando o estudante para ver "apenas a clínica". Dessa inquietude, surgiu a Liga de Educação em Saúde. Não queríamos sujeitos mais limpos e que tomavam sua prescrição médica, mas compreender quem eram aquelas pessoas e conhecer as suas histórias. No segundo semestre de 2010, ainda no meu primeiro ano da faculdade, começamos a nos reunir para escrever um projeto e traçar um plano de ação.

Queríamos convidar um professor, mas tínhamos dúvidas. Teria que ser um professor que compreendesse o que estávamos propondo. Não queríamos educar a população, queríamos aprender com ela. Enquanto isso já havíamos contactado o Centro de Atenção Integrado da Criança (CAIC) que tinha turmas de Educação de Jovens e Adultos (EJA), a ideia era conversar com aquelas pessoas sobre saúde. Um pouco antes de começarmos, o professor Tarso Teixeira foi convidado para conhecer o projeto, em uma reunião sugeriu que estudássemos alguns textos antes de começarmos. Confesso que na época não gostei da ideia, eu já tinha "tudo planejado". Mas ali, começamos a discutir Educação Popular em Saúde e Paulo Freire. A ideia, mesmo antes de eu conhecer de fato Freire, era fazer uma roda de conversa e não usar slides nem fazer palestra. Sempre tive dificuldade de aprender com aulas expositivas e palestras.

Em janeiro de 2014, lançamos um livro de memórias "A colcha de retalhos: vivências da Liga de Educação em Saúde"[8]. Não era um livro para a, nem sobre a, mas escrito com a comunidade. Organizamos oficinas de escrita, gravamos as histórias daqueles que não sabiam escrever e construímos um livro que era uma colcha de reta-

---

8   É possível encontrar o livro e outras histórias no blog da Liga de Educação em Saúde que segue ativa: *www.lesfurg.blogspot.com*.

lhos. Muitos textos não tinham relação com a Liga de Educação em Saúde, e esta era a graça do processo. Contavam sobre os navios que encalharam na costa, envelhecer, as plantas do quintal e as reflexões dos acadêmicos nessa trajetória. A Liga de Educação em Saúde e a comunidade foram a maior escola da minha formação.[9]

---

9   Fiz um documentário caseiro chamado "A colcha de Retalhos" filmando esses trajetos e caminhos: *www.youtube.com/watch?v=C3apA6WhJRY&t.*

Rizomas no mundo

Em 2013, durante a graduação em medicina, fui selecionada para participar do programa Ciência Sem Fronteiras. Inicialmente, eu deveria ir em agosto daquele ano, mas a coordenação do curso de medicina da minha universidade me explicou que isso faria com que eu não concluísse as disciplinas anuais. Dessa forma, eu teria que voltar para um currículo que na época estava em mudança e isso atrasaria a minha formação possivelmente em alguns anos. Colegas que haviam ido naquela época necessitaram de dois a três anos (ou mais) de ajuste após o Ciência Sem Fronteiras. Enviei e-mails para a universidade irlandesa, para a CAPES... Enfim, depois de diversos e-mails, me deram a opção de ir em janeiro de 2014. Ao voltar para a coordenação do curso, me informaram que eu não poderia ir pois perderia um mês de aulas, uma vez que tínhamos tido um greve e o ano letivo iria até o final de janeiro. Com muita dificuldade e a sensação de que não iria dar certo, consegui trocar a data da ida para março de 2014, com a condição de que chegando lá eu fizesse 6 meses de curso de inglês. Era minha última oportunidade, abracei.

Após a minha aprovação para a vaga, ainda em agosto de 2013, enviei diversos e-mails para os professores da universidade irlandesa em Galway. Abri o currículo de todos e vi quais pesquisas eu considerava interessantes. Enviei e-mails me apresentando e informando quando eu chegaria na Irlanda. Expliquei sobre meu desejo de me envolver com pesquisa ou cursar matérias que eles ministravam. As regras da universidade eram claras: estudantes brasileiros não poderiam cursar disciplinas clínicas ou que envolvessem o atendimento de pacientes. Ficávamos restritos ao currículo dos anos iniciais, que envolvia anatomia, bioquímica, fisiologia, etc. Eu não queria cruzar o oceano para rever o que tinha visto no Brasil.

Cheguei em Galway em março de 2014. No período em que fazia as aulas de inglês, dividia o quarto com outra brasileira na casa de uma família irlandesa, nossa *host family*. Dividi o quarto apertado com Luiza, que entre diversas conversas me aproximou mais do feminismo. Ela de São Paulo, de uma universidade maior, desafiava-me em minhas ideias interioranas. Questionávamos também os papéis de gênero na casa em que vivíamos, a sobrecarga da nossa *host mom*, e o papel ausente do nosso *host father*. A nossa irmã irlandesa era só alegria e aprendemos muito com ela e com seus ensinamentos sobre a cultura irlandesa, além de ser uma exímia esportista, o que estimulou a mim e a Luiza a tentar esportes diferentes. Durante a minha estadia na Irlanda, fiz aulas de arco e flecha, esgrima, natação e caiaque (em períodos alternados). Minha *host mom* dava as dicas para, por exemplo, eu me voluntariar para os festivais de música e arte e ganhar ingressos ou assistir algumas apresentações. Tive boas aventuras perto de autores e até dividi o banco do carona com poetas irlandeses no *Cuírt*, um festival de literatura irlandesa. Galway é considerada a capital cultural da Irlanda, escolhi a cidade por isso.

Trabalhei voluntariamente no maior festival de música da Irlanda, o *Galway Arts Festival*. Passei as noites após os shows recolhendo lixo ou cuidando para pessoas não fumarem debaixo da tenda. Também assisti grandes nomes da música irlandesa. Tinha acesso aos fundos do palco. Observei as bandas passarem as músicas e, mesmo com ordens expressas de não interagir, via a dinâmica dos shows.

Após dois meses de aulas de inglês e de uma agenda de festivais e voluntariado, recebi um bilhete durante uma aula de inglês. Lia-se que deveria comparecer em uma das salas da direção no intervalo. Cheguei em uma sala de reuniões com outros dois brasileiros do Ciência Sem Fronteiras. Na sala estava um professor da universidade. Nós três compartilhávamos os fatos de sermos estudantes da saúde e de termos enviado e-mails perguntando sobre a possibilidade de estágio. Dessa forma, ao final do segundo mês de aulas de inglês, fiz a prova final e fomos estagiar no *Croí*, um centro de promoção de saúde, prevenção e reabilitação de doenças cardiovasculares. Acompanhamos diversos profissionais: educadoras físicas, psicólogas, médicos, nutricionistas. Fizemos atividades individuais e em grupo. Isso me encorajou a tentar fazer algo constrangedor. Caminhei até o prédio dedicado ao mestrado em Promoção à Saúde e Ciências Políticas da universidade. Eu decidi bater na porta de todos os professores para me apresentar.

Parei no meio do corredor no segundo andar quando um professor que observava a peregrinação falou: "Eu sei com quem você deve falar". Ele interrompeu minha peregrinação insistente levando-me até a porta da professora de políticas sociais, Su Ming-Khoo. O escritório dela tinha muitos livros caindo da estante e empilhados no chão. Rapidamente identifiquei Paulo Freire na estante. Su respondia a alguns e-mails e gesticulou indicando que eu sentasse. Antes de falar comigo, me ofereceu uma xícara de chá. Aquele momento foi transformador.

Su gentilmente abriu caminhos e possibilidades. Depois da conversa, cursei matérias da graduação e da pós-graduação em políticas sociais, e também do mestrado em promoção à saúde. Eu carregava comigo o livro que havia escrito com a comunidade durante a Liga de Educação em Saúde e achava que essa história não era trivial. O plano era aprofundar as reflexões sobre educação popular nessa vivência.

Su me acolheu. Questionou praticamente todas as minhas ideias. Pesquisei com ela e publicamos um artigo antes de eu voltar ao Brasil. Ela também me acolheu depois de uma vivência difícil, que durou cerca de um mês durante o recesso das aulas entre dezembro e janeiro, quando eu decidi fazer um voluntariado no sul da França para trabalhar em uma fazenda em uma vila onde residiam cerca de oitenta pessoas. Essa experiência foi disruptiva para mim. Trouxe a xenofobia à tona. Afinal, eu era "latinoamericana". Passei o frio do inverno do interior do sul francês extremamente vulnerável, natal e ano novo.

A estadia transitória era com uma mulher de dedos compridos, excêntrica, cujas filhas haviam ido embora. Por alguns momentos havia uma certa doçura na conversa e no ensinar das minhas mãos que pouco sabiam da lidas da roça e da cozinha. Cheguei a picar cebolas para vender na feira por dois ou três dias. Cebolas e tomates verdes. Eu sofria com o sotaque dela e com o meu francês intermediário. Sofria também com as restrições alimentares, com a base alimentar oferecida pela família de, principalmente, vegetais folhosos. Diversas vezes pensei em desistir. Todas as vezes em que tentei propor algo fui silenciada.

Voltei para a Irlanda após este fatídico período com doze quilos a menos. Su percebeu. Na volta às aulas ela me levou para almoçar e pagou o almoço. Demorei algum tempo para elaborar esse mês.

Muitos perguntam por que eu não fui embora. Eu não sei, quando você está vulnerável é difícil sair. Su não perguntou.

Su nasceu na Malásia, tinha cabelos pretos e olhos perguntadores. O impressionante para mim era o seu raciocínio afiado. Em uma das matérias de políticas sociais que cursei com ela, feita de uma série de leituras e conversatórios, era impressionante a sua rapidez em dar uma resposta para uma situação que alguém propunha. Ela colocava os direitos humanos no centro da discussão.

Su parecia conhecer vários locais, especialmente do Brasil. Certa vez ela indicou um texto que me partiu ao meio. O texto era *"Helping"* de Marianne Gronemeyer, do livro *Development Dictionary*. A questão central do texto era a de que a ajuda, principalmente humanitária, poderia estar causando mais mal do que bem. Ao invés de se envolver com um processo que permite que os seres humanos realizem seu potencial e se empoderem dos espaços, a história mostra que os governos compram o "desenvolvimento" apenas quando ele parece mais benéfico para eles do que para aqueles que afirmam ajudar.

Eu entrei no curso de medicina porque queria trabalhar com ajuda humanitária. Mas percebi que essa ajuda externa – geralmente composta por pessoas brancas de países "desenvolvidos" – que vai para países "em desenvolvimento", era colonizadora. Essas pessoas que mal falam o idioma local, de uniforme e "provedoras de conhecimento e cuidado" eram um agentes da colonização. Perceba que a nível individual as narrativas são diferentes. Porém, o que me incomodou foi a dinâmica de poder neocolonial da ajuda humanitária que situa, muitas vezes, "os pobres" (ou seja, "os outros") como objetos de caridade, ao invés de protagonistas ativos de suas próprias histórias.

Nessa trajetória, eu decidi que não queria ajudar, queria empoderar. Eu, no meu papel formativo de médica neste mundo e nas instigantes aulas de Su, desejava que as próprias comunidades pudessem formar seus médicos e médicas, seus profissionais da saúde. Pessoas que falassem os idiomas locais, conhecessem a cultura. Que soubessem da lida do campo, das dificuldades da periferia, que compreendessem a realidade local e fariam um trabalho de cuidado infinitamente melhor do que eu.

Su trouxe o começo dessa ideia. Com o tempo pensei sobre qual espaço queria ocupar neste mundo – com a coragem para mudar de ideia. Cruzei o oceano para o Ciência Sem Fronteiras e descobri que eu não era raíz, mas rizoma.

Rural

Minha primeira viagem com a universidade após chegar na Irlanda foi para o norte da Itália, feita junto com a sociedade italiana da universidade, para conhecer com os estudantes os museus e culturas locais. Alguns colegas brasileiros do Ciência Sem Fronteiras também iriam. Entre eles, Nati, com quem junto da Lu, minha colega de quarto, formamos um pequeno grupo.

Próximo ao arco do triunfo em Turim, pensava em como tudo aquilo era especial – estava conhecendo o "velho continente". Pensava na sorte de estar na Europa e sentia saudades de casa. Enquanto caminhava, conversava com Nati sobre minha primeira oficina fora do Brasil, na 19ª Conferência Europeia de Medicina Geral e Familiar (WONCA Europe 2014 Conference), sobre a Liga de Educação em Saúde, que aconteceria em Portugal. Era a primeira vez que o projeto cruzava o mar. Estava insegura, pensando em como fazer a oficina em inglês e me questionava se daria conta da missão. Ao mesmo tempo, refletia com ela sobre como estava feliz, pois iria encontrar alguns colegas que viriam do Brasil para participar da conferência.

Daniel, um colega irlandês que fazia parte da sociedade italiana, queria saber sobre o que conversávamos em português. Nati, que fluía muito melhor do que eu no sotaque irlandês e no inglês, respondeu sobre o congresso. Daniel falou que o pai dele era médico de família e comunidade em uma ilha no interior rural da Irlanda, no condado de Galway.

Eu desatei a falar sobre como a universidade não oportunizava a realização de estágios clínicos e sobre o meu sonho de poder acompanhar um médico de família e comunidade na Irlanda. Daniel falou que o pai dele me receberia. Ele tinha certeza de que sim, pois seu pai já tinha recebido estudantes de vários locais para estágios. Deveríamos combinar uma entrevista. Peguei o telefone dele e no primeiro dia de volta da Irlanda enviei um SMS. Demoraram duas semanas para eu conhecer o pai de Daniel, o médico Edward Harty, conhecido pelo apelido de Eddie. A demora foi devido ao casamento da filha de Eddie que iria acontecer naquelas semanas.

Combinamos uma entrevista, em uma quarta-feira à tarde, em um Pub. Confesso que eu pouco entendia do inglês com sotaque irlandês de Eddie. Daniel ajudava, em uma espécie de tradução de inglês para inglês. Planejamos que na próxima sexta-feira eu viajaria para o interior de Connemara para fazer um final de semana de plantão com Eddie. Os plantões aconteciam uma vez a cada três ou cinco semanas. Como tinha poucos médicos e médicas na zona rural, às vezes essa agenda tinha furos e a frequência de plantões aumentava. Os médicos e médicas de família e comunidade rurais, ou *General Practioners*, na Irlanda, organizam sua prática clínica semanal e durante os finais de semana realizam esses plantões. Geralmente, o trabalho começa às 9 horas da manhã de sábado e vai até às 9 horas da manhã de segunda-feira. Além disso, também alternam em pelo menos uma noite na semana. A ideia é que se algum paciente precisar, ele pode acessar o profissional de plantão. Cada profissional organiza o espaço do plantão da sua maneira. Eddie organizou um consultório em uma entrada lateral da sua própria casa. As pessoas poderiam ir em horários predefinidos por ele, mas sem precisar agendar (das 9h às 11h, das 15h às 16h e das 18h às 20h). Ele também poderia fazer visitas domiciliares e atender urgências.

Eu não entendi tudo isso na conversa, aprendi com o tempo. Mas compreendi que deveria pegar um ônibus e descer em uma estação no interior rural irlandês. Eddie estaria lá me esperando na sexta-feira. Eu topei. Fiquei com vergonha de perguntar onde eu ficaria, até então não tinha certeza se teria uma pousada ou algum local específico. Mas arrumei uma mochila e pesquisei sobre a ilha onde Eddie trabalhava. Não achei informação alguma – honestamente, na época eu não sabia nem como escrever corretamente o nome da ilha.

Quando embarquei no ônibus no final da tarde, percebi que ninguém ali falava inglês. Também não tinha acesso a internet. Comecei a ficar com medo de não descer na parada certa. Logo fiquei sem rede de telefone, o que estava fora dos planos. Passava pela janela: grama, muros de pedras, casas e ovelhas. Cada vez mais grama e pedras, e menos casas. O motorista não me entendia e eu certamente não o entendia. Desci na parada de ônibus, já à noite, com dúvida, enquanto caía uma fina chuva irlandesa.

Fiquei embaixo de um poste de luz enquanto todas as pessoas que desceram do ônibus comigo iam embora. Não sabia o que fazer. Fiquei parada ali com o céu acima, o mar às minhas costas e o campo à minha frente. Eu pensei que Eddie pudesse ter esquecido. Meu celular não tinha sinal. Eddie chegou cerca de dez minutos depois em um carro preto e acenando. Demorei para reconhecê-lo na escuridão. Foi um alívio.

Daniel havia lhe avisado que eu não comia carne e ele me explicou que havia comprado verduras e comida pronta sem carne no mercado local. Quando chegamos, após cruzar uma pontezinha de carro, Vito, um labrador idoso, veio me receber. Eu ficaria na casa do Eddie. Não existiam outras opções ou pousadas. Ele me mostrou o quarto de hóspedes, me ensinou a ligar o chuveiro e disse que iria sair. Eu podia ficar à vontade.

A vista era espetacular. O único outro ponto de luz ficava do outro lado da ponte, perto dos morros, distante. Eu estava assustada. Sozinha em uma ilha na Irlanda com um praticamente desconhecido. Quando Eddie saiu, coloquei Vito para dentro de casa. O cachorro adorou. Procurei a comida e decidi preparar alguma boa refeição e tomar um banho. Tinha internet, mas Eddie nunca atualizou o plano. Então, estávamos em 2014 com uma internet discada. Ele nunca se incomodou muito com isso, pensava que por ser rural seria lento. Mas era lentíssimo. Consegui, com dificuldade, avisar minha família.

Levei um chimarrão e preparei uma cuia enquanto olhava a chuva e a vista. Eddie chegou mais tarde, pediu se poderia experimentar a comida que eu havia cozido. Mostrou os livros do seu consultório, discutiu alguns casos para os quais teríamos que fazer visitas domiciliares na manhã seguinte. Também avisei ele sobre a internet. Ele falou que nunca tinha avisado a companhia sobre a lentidão. Ele me contou que já fazia trinta anos que ele trabalhava cuidando da população do arquipélago, principalmente das três ilhas maiores: Annaghvaan, Lettermore e Gorumna.

A viagem para a Itália me levou para uma ilha no interior irlandês e para a minha descoberta do rural. Foi nesse rural onde vi o primeiro paciente morrer, onde aprendi a falar um pouco de irlandês e onde vi um médico cansado, mas profundamente envolvido na sua comunidade.

Silêncio das línguas cansadas

A chuva tamborilava no vidro do carro do Dr. Edward Harty, o médico de família e de comunidade e meu mentor. O ar estava carregado daquela umidade capaz de molhar a alma típica da Irlanda. Como aprendi com um poeta irlandês, a chuva não muda sua opinião política. Na zona rural, a chuva torna os campos verdes, o céu cinza e a pista escorregadia. Eu e o Dr. Edward Harty visitávamos as casas da região. Chegamos a um lar com um idoso por quarto. No quarto próximo da cozinha, encontramos um paciente no final da vida, com demência avançada. Revisamos as medicações, o prontuário e o examinamos. Muito sensível, Eddie fez o exame físico com carinho. O paciente não respondia. Não falava. Não se movia, mas estava ali.

No final da visita, ainda chovia. Eddie correu até o carro com o casaco sobre a cabeça e comentou sobre o paciente:

— Sabe, uma das últimas coisas que uma pessoa com demência perde é a sensação do toque. Por isso, é muito importante você tocar seus pacientes nessa fase da vida. Toque.

Nas ondas de rádio da Irlanda

Na Irlanda, na estrutura da universidade, havia dois estúdios disponíveis para ensaios musicais dos alunos. Bastava agendar o horário em um site. Gratuito. Os estúdios tinham uma estrutura razoável e, o que chamava a minha atenção, uma bateria disponível, pronta para ensaiar. Foi um dos momentos em que mais consegui tocar bateria na minha vida. Eu poderia agendar inclusive horários diários que muitas vezes eram momentos de alívio na rotina apertada das matérias dos mestrados em ciências política e promoção à saúde.

As portas dos estúdios ficavam em frente a porta da rádio universitária *Flirt FM*. Um dia, estava na minha bicicleta com as baquetas indo para o estúdio e um colega que estava prestes a retornar ao Brasil pelo programa Ciência Sem Fronteiras apareceu. Esse colega, Daniel, foi uma das pessoas que me ajudou a superar o meu medo de andar de bicicleta. No alojamento estudantil, passei horas aprendendo a pedalar com ele, enquanto Marlos apoiava a iniciativa.

Daniel, que era aluno de engenharia elétrica e formado em teatro, pediu se poderia conhecer o estúdio. Disse que sim. Seguimos para o estúdio localizado em uma construção ao lado de um Pub dentro da universidade. Eu passei a ensaiar bastante após o início da nossa banda de brasileiros chamada *The buckets* ou *The butter buckets*, composta por mim tocando (pasmem) balde, João cantando e tocando violão e Henrique tocando violão solo. O trio, formado ao acaso e, ao mesmo tempo, de uma brincadeira tocando balde em uma noite de violão, ficou em segundo lugar na final universitária do *NUIG*[10] *Got Talent*. Houve muita diversão e tensão com os juízes em uma simulação do show do *Got Talent* na universidade. A torcida brasileira certamente foi fundamental.

Nessa empolgação, caminhamos até o estúdio, mas ao chegarmos na porta para abrir o estúdio de ensaio, Daniel parou e ficou admirando a porta da frente, que passava quase despercebida por mim, a da rádio. Ele perguntou se eu toparia entrar para conhecer. Daniel comentou que o pai dele havia sido radialista e que deveria ter gravado um episódio para o pai. Na época, era período de férias e tudo estava vazio. Entramos no estúdio com quatro salas com paredes de vidro, duas para gravação e transmissão ao vivo e as outras duas para administrativo. Quando entramos, acenando para as pessoas, recebemos um sorriso e mãos levantadas nos chamando. Ao entrarmos na sala, os administradores se apresentaram. Daniel falou que éramos estudantes brasileiros e nos apresentamos. Não demorou muito para que ele trouxesse a ideia de gravar um programa chamado *Brazilian Taste*. Até hoje não sei como o nome do programa surgiu tão facilmente. Durante a conversa, meu amigo disse que eu também seria uma das apresentadoras. Na hora, eu

---

10   National University of Ireland, Galway – a universidade em que eu estudava.

não estava acompanhando todo o inglês e fiquei confusa. O pessoal da rádio adorou e saímos de lá com o dia da gravação agendado.

Era uma novidade atrás da outra. Eu nem me sentia segura no inglês para apresentar um programa de rádio. Mas sempre que voltava para casa, uma república de mulheres brasileiras dentro do alojamento estudantil, recebia apoio e empurrões para seguir com essas ideias. Foi assim também, com a banda, que nasceu da inscrição de um dia para o outro, literalmente. João, que havia partilhado uma noite de cantoria comigo brincando no balde, me ligou às 22 horas de uma segunda-feira. Ele queria saber se eu toparia me apresentar com ele e Henrique no dia seguinte, uma apresentação em um concurso universitário. Eu primeiramente disse que não tinha bateria e relutei, mas não demorou muito para que ele batesse na porta com a ideia dos baldes. Eu estava reticente, mas as colegas da residência acharam uma ótima ideia tocar *I will survive* com um balde, dois violões e voz. E no dia seguinte, depois de conseguir baldes de maionese no restaurante universitário e lavar eles no intervalo do almoço, ensaiamos uma última passada de som ao meio dia. Durante à tarde eu tive aula. Cansada, cheguei no lugar da apresentação: o pub universitário lotado – cabia muita gente lá. Quando os juízes perguntaram o nome da banda, João falou: *The butter buckets*! Chegamos na final da competição, com convite para o *Got Talent* televisivo tocando balde.

E foi também nessa empolgação musical que gravamos dois episódios do programa de rádio *Brazilian Taste*. Daniel voltou para o Brasil e eu pensei que o assunto estava resolvido, que tinha sido uma experiência interessante. O que eu não esperava era que uma cópia do programa ficaria na rádio e que o selecionariam para a programação oficial. Recebemos um e-mail em meados de agosto e antes que eu pudesse responder, Daniel já havia respondido que iríamos participar. Eu primeiramente não quis, pela sobrecarga, depois não quis fazer sozinha, mas deixei fluir e outras pessoas apresentaram o programa comigo: Fernando, Fernanda e Gilvan.

Fazíamos roteiros, escolhíamos músicas brasileiras e começávamos a abertura com a frase *"We are in 101.3 Flirt FM at the program Brazilian Taste"*[11]. A pauta era falar da nossa música e história, às vezes com temas como viagens ou saudades. Fomos crescendo na rádio e acabamos fazendo parte da programação de sexta-feira à noite. Às vezes deixávamos um programa gravado rodando. Certa vez, peguei um táxi e o taxista estava se embalando em um samba do *Brazilian Taste*.

---

11 "Estamos na 101.3, Flirt FM, no programa *Brazilian Taste*."

Portões

Eu estava na Irlanda, em uma ilha na costa Oeste do país. Chovia. Eu e o médico, Dr. Edward Harty, o Eddie, estavámos de plantão. A área sob nossa responsabilidade se estendia por um arquipélago de cinco pequenas ilhas, conectadas principalmente por pontes de pedra. Nos plantões de final de semana, ficavámos de prontidão na casa do Eddie, onde ele tinha um pequeno consultório nos fundos. Saíamos para atender as chamadas de urgência. Mas muitos outros pacientes vinham até nós para atendimentos que não poderiam esperar até a segunda-feira. Eram pacientes com dores de garganta, braços quebrados, crises de asma... Durante as nossas movimentações para as urgências, Eddie me explicava sobre algo da paisagem, ou contava das vezes em que furou o pneu no meio da chuva e da estrada escorregadia. Ele advertia que as ovelhas, apesar de bonitas, poderiam ser agressivas. Em caso de eu estar sozinha e encontrar um rebanho, o melhor era me esconder.

Naquela noite chuvosa, recebemos uma ligação urgente de um senhor que vomitou sangue em casa. Ao embarcarmos no carro para sair, nos deparamos com algo que sempre me incomodava: o portão da casa do Eddie. Era um portão automático, de ferro, com dobradiças e que se abria ao meio. A operação toda se arrastava por quase três minutos. Nesse dia, decidi perguntar o porquê do portão ser tão lento. Ele riu a ponto de gargalhar. Era o alívio da tensão. Disse que era intencional. Não importava qual fosse a urgência, ele tinha que pensar com calma ao sair de casa.

Não sei o que Eddie pensava, mas ele sempre saia acelerando quando o portão terminava de abrir. O portão era um ritual. Eddie era um motorista ágil. Durante o trajeto, dirigia com os joelhos para telefonar e fazer outras preparações para o atendimento. Tínhamos um acordo depois dos primeiros plantões juntos: quando eu estivesse no carro, ele não poderia dirigir com os joelhos porque isso me deixava nervosa demais.

Nesse dia, no caminho, Eddie me explicou sobre as turfeiras, ecossistemas de áreas úmidas de onde se retira a turfa, um dos principais combustíveis das lareiras irlandesas. Falou também sobre as diversas vezes em que ele, com pressa, parou por conta de ovelhas cruzando o asfalto – a principal causa de congestionamentos no interior rural irlandês.

Chegamos na casa do atendimento. No quarto, encontramos o senhor com o pulso acelerado e a pressão baixa. Eddie o examinou. Decidiu colocar um soro para reidratação. Fora do quarto, conversou com a família em irlandês. Eu entendi pouco da consulta. A chuva aumentou. Lembro de Eddie cobrir a cabeça com o casaco, um sobretudo preto e pesado de lã. No carro, como era de costume, discutíamos os casos. Eu não entendia porque não havíamos chamado a ambulância. O paciente iria morrer em sua casa no meio da ilha. Parecia errado.

— Eddie, porque você não mandou aquele *poor fellah*[12] para o hospital?

Ele me olhou e perguntou:

— Maya, em troca de quê você quer que ele vá para o hospital? O que a medicina poderia fazer a gente já fez. Eu não queria que ele ficasse em uma maca dura a noite inteira.

Lidar com a possibilidade de um paciente morrer em casa era novidade para mim. Naquela noite o *fellah* faleceu. Avisaram Eddie por telefone de madrugada. No café da manhã, enquanto eu preparava uma cumbuca com banana, maçã e aveia, ele me contou. O senhor faleceu no conforto da sua casa, na ilha, nas suas origens. Precisávamos visitar a família para atestar o óbito e prestar as condolências.

No caminho para a casa do senhor, uma ovelha andava bem devagar no meio da estrada. Isso nos fez parar. Eddie piscou para mim e disse:

— Vê?

Irlanda, 2014.

---

12 *Poor fellah*, pobre "fellah" é uma expressão que Eddie utilizava muito para descrever pacientes em sofrimento. Fellah em irlandês quer dizer pessoa, e é usada principalmente para se referir a homens.

Essência

Certa vez, num *Hospice*[13] na Irlanda, eu examinei uma mulher branca com um câncer em estágio avançado. Final de vida. Percebi uma alteração marcante no exame físico: o pulso acelerado, característico de fibrilação atrial, ou seja, seu coração batia rápido e de maneira irregular.

Eu fui discutir com a médica responsável sobre o exame físico da paciente. Encontramo-nos no corredor. Falei da minha preocupação com o ritmo cardíaco da paciente e sugeri um eletrocardiograma para avaliar o funcionamento do coração.

— Por que? — ela perguntou.

— Para avaliar o ritmo cardíaco — eu respondi.

— Mas, por que? — ela olhou para a porta do quarto da paciente. Eu aquietei.

— Você tem que errar o mínimo possível no final da vida, Mayara. Solicitar um eletrocardiograma é demais para ela. Só vai gerar

---

13   Local para cuidar pessoas no final da vida.

desconforto — disse a médica antes de entrar no quarto e encerrar a discussão.

Irlanda, 2015.

Passagem

Eu errava as horas ao olhar para o céu. Olhava para o azul e pensava "meio dia", mas eram quatro da tarde. Jet lag. A volta do Ciência Sem Fronteiras era confusa. Eu começava as frases em inglês e terminava em português. Voltar para o Brasil era uma experiência nova. Cheguei em Porto Alegre e viajei direto para Chapecó. A cadelinha da casa de minha família, Molly, uma pinscher sentimental de mais de quinze anos, quase desmaiou quando cheguei. Ela subiu no meu colo e suspirou por horas.

Após um dia em casa, precisava percorrer os quase mil quilômetros de Chapecó até a cidade de Rio Grande para voltar para a faculdade no período conhecido como "internato". A parte "mais prática" do curso de medicina. São os dois últimos anos. Era como pular do avião e cair: de volta para a universidade brasileira.

Depois de quase dezoito meses intensos na Irlanda, eu cheguei fervilhando na minha universidade interiorana. E me atrapalhava no básico. Os padrões de valores de exames eram diferentes. Eu tinha feito um esfor-

ço para aprender como ler um hemograma e outros exames na Irlanda e estranhei as velhas-novas unidades de valores ao voltar para o Brasil.

Meus colegas, professores e professoras tinham pouca paciência. A sensação deles era a de que eu realizara "turismo sem fronteiras" e deveria estar descansada. E não de que eu havia feito horas de estágio, matérias de dois mestrados, publicado artigos, participado de pesquisas e até mesmo produzido, por quase um ano, um programa de rádio na Irlanda.

Foi na Irlanda que surgiu o projeto de animação de quadro branco conhecido como "Série SUS", com a ideia de facilitar a comunicação dos direitos em saúde e da história do nosso sistema de saúde. A série chegou em todas as regiões do Brasil, recebemos fotos de pessoas no interior assistindo ao vídeo. Em pouco tempo, passamos de um milhão de visualizações. Na Irlanda, descobri a medicina de família e comunidade rural e olhava para o mapa do Brasil pensando onde estariam os profissionais para cuidar de um território tão extenso. Eu questionava a minha formação constantemente, e encontrava pouco sentido nas obrigações e estágios. Pensava serem descontextualizados das necessidades do povo.

O pano de fundo da volta foi o sofrimento de ter que repetir, no Brasil, atividades que havia feito na Irlanda. Os professores e as professoras quando perguntavam sobre a minha volta demandavam justificativas e provas do que estudei lá. A universidade não reconheceu nada no currículo. O momento intenso do Ciência Sem Fronteiras é ocupado por um grande vazio no histórico da universidade. A minha universidade foi mestre em dificultar a vida após o retorno. A parte mais difícil desse fato foi compartilhar com a minha família que não aconteceria a tão esperada formatura. E não aconteceu. Não teve conversa com a coordenação, ou pró-reitoria que servisse. As formaturas em Rio Grande só aconteciam anualmente e eu terminaria o curso em junho ou julho, se eu quisesse me formar teria que me inscrever em apenas uma matéria e cursar mais seis meses para poder participar da formatura. Não havia a possibilidade negociável de colar grau depois. Eu estava exausta, até porque tinha que repetir atividades e estágios curriculares que havia me esforçado para fazer na Irlanda.

Guardo comigo uma carta não entregue para a reitora pedindo que ela informasse meu pai e minha mãe sobre a ausência de formatura. Era também o momento deles. Eu já não sabia como explicar para eles as incoerências universitárias. Sempre ouvia da minha mãe: "Mas não foi a universidade que enviou você para o Ciência Sem Fronteiras? Por que não pode ter formatura?". Eu não tinha uma resposta para isso.

Após quatro meses da volta do Ciência Sem Fronteiras, no meio do estágio de clínica médica, a secretaria da universidade me telefonou e perguntou se eu tinha desistido do curso. O protocolo perdeu o meu processo de retorno. Isso se repetiu de semestre em semestre até a conclusão. Para mim foi quase demais. A linha foi tênue para manter a minha saúde mental. O meu esteio era o projeto da Liga de Educação em Saúde e, principalmente, a comunidade.

Quando eu conversava sobre saúde rural, eu ouvia de diversos professores que deveria "investir meu tempo em estudar" ou "focar na prova da residência". Ainda não conhecia os grupos que trabalhavam a questão no Brasil. Conheci aos poucos, de fora para dentro, aproximei-me do grupo rural da Organização Mundial de Médicos de Família e Comunidade (WONCA). O que foi definidor foi participar do Congresso Europeu de Saúde Rural na Croácia em 2015, um pouco antes de voltar para o Brasil.

Esse congresso e a experiência na Irlanda mudaram a minha trajetória. O congresso foi mal organizado para os estudantes. Precisei dividir a cama (sim, a cama e não o quarto) com uma médica austríaca recém formada que conheci ali. Assim que cheguei em Dubrovnik descobri que o meu poster extraviou-se no voo. A bagagem não chegaria a tempo e eu não conseguiria apresentar o poster. Passei uma tarde sem internet, subindo e descendo escadas com o mochilão nas costas e me comunicando com dificuldade com os croatas para encontrar um local para reimprimir o poster. Ao menos a paisagem era bonita.

Participei do congresso e ministrei uma oficina de educação popular. A oficina aconteceu em uma manhã após uma festa grande do congresso e tive a audiência de uma única pessoa: Sarah Strasser. Sarah era uma médica inglesa que percorreu o mundo em contextos de saúde rural. A minha oficina transformou-se num fio de costura onde contei a vivência da Liga de Educação em Saúde. Naquele dia, Sarah me apresentou outras médicas e médicos rurais. Após um ano respirando os ares irlandeses da ilha de Annaghvaan, em Connemara, com Dr. Eddie senti que tinha encontrado as pessoas que compartilhavam desta implicação com o rural.

A volta para o Brasil foi atenuada por essas amizades "de fora". Sentia que podia mandar e-mails e me conectar com as pessoas. E disso surgiu o projeto chamado "Café Rural" ou, em inglês, "Rural Family Medicine Café". Começou com uma live em 2015, reunindo alunos e profissionais experientes com interesse em saúde rural – na verdade seis pessoas: eu, Veronika Rasic, Amber Wheatley, Sarah Strasser e Roger Strasser. Conheci Bianca N. Silveira, também brasileira, estudante e implicada no rural, através do mundo internacional. O café repetiu-se com uma frequência mensal com novos convidados por anos. Por vezes, a audiência era pouquíssima, mas mantínhamos a constância. Agitamos o mundo rural.

No congresso mundial de medicina de família e comunidade, em 2016, no Rio de Janeiro, fui eleita para a Executiva Mundial de Saúde Rural da Organização Mundial de Médicos de Família – a primeira acadêmica nesta posição. Na maior parte do tempo eu não tinha noção de tudo o que acontecia. O que me movimentava era o desejo de que os cinquenta por cento das pessoas que vivem em áreas rurais recebessem também o cuidado de profissionais da saúde. Apenas 23% dos médicos e médicas decidem trabalhar nas áreas rurais. Desse passo, aconteceu, em 2016, a criação do grupo Rural Seeds, ou Sementes Rurais. Ainda acadêmica, em 2017, após uma palestra na Conferência Mundial de Saúde Rural, em Cairns, na Austrália, lançamos a nossa rede.

Nesse momento também desisti com mais convicção de ser uma médica que trabalhava com ajuda humanitária. Entendi que o mais importante era que cada comunidade deveria e poderia ter seu profissional de saúde, preferencialmente alguém que entendesse as necessidades locais; alguém que fosse formado ali e não que viesse "de fora". A luta seria conseguir fazer essas pessoas se formarem e cuidarem das suas comunidades. Mas como fazer com que uma médica recém formada em Burkina Fahso mantenha-se na sua comunidade? Como garantir que latino-americanos fiquem e cuidem de suas comunidades e ainda decidam ir para áreas de baixo provimento? Criamos então um projeto de mentoria mundial chamado de "Mentor Mentee".

A ideia era conectar as pessoas com experiência em áreas rurais (mentores) com quem estava começando ou se interessando pelo tema, os profissionais em treinamento ou estudantes (mentorados). O mentor era um ponto de apoio para discutir casos e conversar, traçar planos com os mentorados. Consegui coordenar isso por um ano praticamente sozinha e de forma bastante rudimentar. Preenchia diversas tabelas e e-mails. Esse projeto mudou a carreira de algumas pessoas que decidiram ficar em seus territórios rurais com o suporte dos mentores.

Em paralelo às atividades da minha formação como médica, começou uma intensa conexão em entender o que significava ser rural no Brasil e no mundo. Enquanto questionava o espaço acadêmico, perguntava para meus professores: por que nunca falaram das áreas rurais e das especificidades dessas populações na nossa formação? Consegui fazer os estágios locais na zona rural de Rio Grande, na comunidade da Quintinha, após conversar e explicar a situação para o professor Tarso. Cada vez mais eu mergulhava nos direitos à saúde das populações rurais[14] e o direito à própria Terra. Essa trajetória jamais fiz só, foi dividida principalmente com as colegas jovens médicas em formação, as mesmas que começaram no

---

14 Nos conceitos internacionais o rural envolve áreas remotas, de campo, água e florestas.

Café Rural, depois com a chegada da Karine e muitas outras pessoas. Um dos passos foi abrir a Rural Seeds para todos os profissionais da saúde em formação e não apenas médicas. Não há uma saída fácil para os problemas complexos, mas certamente ela é coletiva. O meu princípio sempre foi compartilhar do espaço ao máximo para que todas, principalmente as pessoas de países "sub"desenvolvidos, pudessem ter a oportunidade de ocupar posições de liderança nesta discussão de futuro.

Mudança

Para Luan Menezes

Voltei.

O sofá não. Nem a estante. E alguns móveis não vão voltar, nem alguns pedaços meus que se foram com a partida, ou outros que se construíram. Eu, no vazio do apartamento meio emprestado com a mobília dos amigos. Outra cama, outra cozinha, muitas panelas, novidades gaveta a gaveta, outros livros. Aos poucos, meus móveis emprestados voltam com novas advertências.

A roda quebrou, mas calcei com um livro. Adorei essa forma de fazer bolos, usei muito. A estante foi muito boa. O aquecedor foi muito útil no inverno. Você está esquecendo do ventilador, vai fazer falta. A centrífuga parece o robô do Star Wars, quase colocamos os adesivos. Mayara, não aguento mais te ajudar nas mudanças. Obrigada por esse livro, salvou meu ano.

— Você é meio nômade, né? — perguntaram. Nem eu pensava assim, talvez fosse.

Novos jantares, novas conchas de servir sopa. Vejo meus amigos trazendo o móvel pela janela do novo apartamento. Se eu deixar que meus medos de voltar me impeçam de sonhar, devo estar também envelhecendo. A mesma sensação de estar esquecendo alguma coisa me acompanha. Mas é preciso partir e voltar.

Rio Grande, maio de 2016.

eu sei tudo
sobre a DOENÇA dela
mas não sei
sobre NADA ela"

Conversa de corredor

No corredor do hospital universitário, dois acadêmicos de medicina conversam.

— Lembra da paciente do 203-D?

— A da coledocolitíase?

— Isso.

— Do registro 80695?

A dúvida ficou no ar:

— É...

E o outro complementou:

— Não lembro do nome dela...

Rio Grande, 2015.

A violenta vontade de ser mais

Naquela manhã, eu entrei no quarto da enfermaria pediátrica. Dentro, duas mães discutiam. Gabrielly, uma mulher grande, branca, de roupa com estampa de onça e cabelo desbotado de tintura vermelha falava exaltada sobre matar uma mulher. A outra mãe, segurando um bebê no colo, falou:

— Mata não, não precisa.

— Matar o quê? — eu perguntei de dentro do meu jaleco, com meu nome bordado em verde e os bolsos cheios de anotações.

— Umazinha aí que está precisando — a saliva de Gabrielly respingou no meu óculos.

— Violência não resolve — disse timidamente.

— Resolve sim. As pessoas têm que respeitar — os olhos de Gabrielly ardiam em fogo. — Bobeou, morreu.

Pela forma amorosa como aquelas mães seguravam no colo seus filhos, não via todo esse sangue. Por trás da violência, das tatuagens e cicatrizes, vi, sim, uma vontade de ser mais. Uma vontade de ser mais travestida da violência, desviada, mas que ainda se manifesta, das formas mais agressivas para se ter voz.

— Ninguém se mete comigo — Gabrielly acariciou a cabeça da filha.

Concordei, mas ainda assim, via os sonhos que carregam aqueles olhos e palavras. Ela queria criar os filhos bem e, até, estudar engenharia à noite, mas às vezes também queria matar. Era difícil construir uma ponte com ela.

Mais tarde, antes da discussão dos casos, fui tomada por uma terrível tristeza enquanto escutava uma estudante, entre lágrimas, dizer que uma criança internada perguntou se a estudante tinha telhado em casa e um quarto só dela.

Pensei nas vidas que correm por entre os dedos. Será que Gabrielly um dia teve telhado em casa? Ou um quarto só dela? Todo o conhecimento que tenho não serviu para muito, não apartou a violência. Mas ainda assim, garantiu que durante a internação eu descobrisse que Gabrielly gostava de ler. Levei um livro que contava a história de Malala.

Uma semana depois, pela manhã, cheguei no quarto da enfermaria pediátrica. Encontrei Gabrielly lendo. Ela estava quase no capítulo final do livro e a filha, no final da internação.

— Por que você escolheu esse livro triste doutora? Achei muito violento. A mulher levou até bala. A Malala morre no final?

Rio Grande, setembro de 2015.

Diagnóstico

Paciente com história de insônia, despertares noturnos, perda do apetite, perda de peso acentuada nos últimos meses, isolamento social, utilização de múltiplas drogas, agitação, rebaixamento do sensório, realização de diversos exames, astenia, adinamia, realização de diversos procedimentos, dor epigástrica, em queimação, consumo em excesso de bebida cafeinada, desidratação...

Depois de coletar a história e fazer o exame físico, a paciente perguntou com a voz rasgada:

— Qual é o meu problema?

Respondi para o espelho:

— É medicina.

Rio Grande, novembro de 2015.

Lurdes

Lá, em uma enfermaria lotada, cheia de pessoas no corredor no meio do caos. Eu, de jaleco branco com calor.

— Cada um tem que passar os seus pedacinhos — ela explicou após eu perguntar como ela estava.

Alguns pedacinhos difíceis, outros pedacinhos fáceis. E aí, nas palavras de Lurdes, vivemos em pedacinhos.

Rio Grande, 2015.

Gasometria Arterial

Na UTI do hospital universitário é rotina logo pela manhã coletar a gasometria arterial, um exame muito dolorido, no qual se coleta sangue de uma artéria. Geralmente os pacientes estão sedados e não sentem a dor. Mas dessa vez, por trás da máscara, a paciente, que respirava com dificuldade, puxava o braço e sinalizava:

— Não coleta gasometria da minha artéria radial, coleta aqui — ela disse enquanto apontava para a artéria braquial.

— Mas tenho menos experiência com a artéria braquial — eu respondi Eu nunca havia coletado da artéria braquial.

– Dói menos na branquial, mas OK, vai em frente. Se errar, você me dá um bombom — ela argumentou, respirando com mais dificuldade por trás da máscara.

Preparei o material da gasometria, revisei a técnica e fui coletar na artéria radial. Deu tudo certo.

No dia seguinte, nova gasometria. Ela estava sedada e entubada, e eu coletei na artéria braquial.

Na outra manhã, ela estava acordada, mas não conseguia falar, sinalizava o tempo inteiro que queria retirar tubo da garganta, mas ainda estava se adaptando a ventilação e ela não podia falar. Olhei para ela e sinalizei, toquei a sua artéria braquial. Ela sinalizou com um positivo.

Na outra manhã, já sem o tubo, conversamos sobre seu filho que a havia visitado. Estava muito difícil palpar o pulso na artéria braquial. Ela começou a perceber minha mão nos mesmos locais repetidas vezes.

— Desculpa, não consigo palpar sua artéria braquial – enquanto eu virava o braço dela e tentava encontrar o pulso por baixo dos dedos. Desci a mão e palpei facilmente o pulso da artéria radial, forte e fácil de coletar a amostra.

— O que é que tem? — perguntou reprovando minha palpação da artéria radial

— Estou com dificuldade. O pulso está mais difícil para palpar — Respondi.

— Não quer tentar primeiro? — ela queria que eu tentasse na artéria braquial.

Palpei o pulso dos dois braços novamente, de todas as formas possíveis.

— Tudo bem, você me dá o meu bombom se não conseguir — ela disse rindo.

Eu não consegui na artéria braquial, consegui na radial, e ela sentiu mais dor. Na saída do hospital passei no mercado comprar algumas frutas, verduras e suco de uva. Olhei para os globos transparentes cheios de bombons dourados, comprei uma mão cheia para dar a ela na alta.

Cecília

Ela estava com dor de barriga e me chamaram no plantão da Clínica Cirúrgica para reavaliar. Coloquei o jaleco e em pleno inverno senti o ar gelado da madrugada. Cheguei até ela e perguntei sobre a dor de barriga e outros detalhes até começar o exame físico no qual comecei a palpar o abdômen com cuidado.

— Não, moça, não! — ela escorregou o corpo para fugir das minhas mãos.

— Está com dor, Dona Cecília? — eu perguntei.

— Não, moça, suas mãos estão geladas.

Parada cardíaca

Estava na urgência clínica no meu estágio de clínica médica. Parte das tarefas dos acadêmicos no internato é acompanhar os residentes da clínica e auxiliar nos processo de avaliação dos pacientes e prescrição. Eu acompanhava Gabriel, mas Martin, outro residente, sinalizou que tinha "um caso interessante". Martin estava avaliando um paciente jovem com uma disfunção respiratória importante. O paciente estava emagrecido e havia saído da internação da UTI há menos de um mês. A mãe segurava a mão do filho. Ambos negros, diferente dos profissionais da saúde ao redor.

O residente chamou o preceptor para avaliar o paciente. O preceptor e o residente discutiam na frente da mãe. O paciente, entre lágrimas, disse:

— Não me intubem, não quero ser intubado.

A mãe falou para ele ficar calmo e que tudo iria ficar bem. A respiração era acelerada e ruidosa. Ele tinha feito uma traqueostomia anteriormente. Havia uma certa tensão na urgência de intubar logo pelo risco de falência respiratória, mas ao mesmo tempo eram urgentes os olhos dele. Filho e mãe seguravam as mãos, a mulher fechava os olhos em oração.

O residente preparava o material para a intubação e ao mesmo tempo informava o paciente que ele seria intubado. Uma intubação difícil – o preceptor explicava para o residente. A comunicação na emergência parecia uma estrada com várias pistas e sentidos. A informação ia e vinha de todos os lados. Eu sugeri deixar a mãe e o filho conversarem, puxei uma cortina e um biombo para dar um pouco de privacidade para ambos.

O jovem só repetia "não me intube, por favor". Eu ouvia ele, via as mãos da mãe segurando a do filho e as mãos do médico residente preparando o material para a intubação. Olhava para o preceptor que via parâmetros do ventilador mecânico.

Discutiam sobre sedação. Mida. Fenta. Deixa a adrenalina preparada, preferimos não usar. Eu fiquei recostada contra a parede. Calma, vai ficar tudo bem. A mãe, entre lágrimas, ficou próxima. Quando o filho dela começou a dormir, ela ficou olhando. Gabriel calçou as luvas para ajudar. O paciente ainda ficava acordado, mesmo com a sedação, e precisava fazer doses mais altas. Ali, a mãe começou a soluçar alto, o preceptor falou rispidamente "o que ela está fazendo aqui?".

— Tira ela daqui — olhou como uma navalha para a técnica de enfermagem.

Foram realizadas várias tentativas de intubação até que o coração parou. E, de repente, minhas mãos estavam massageando o peito daquele homem. Eu ouvia a mãe gritar no corredor. Adrenalina. E a música da massagem cardíaca nas minhas mãos entrelaçadas. Ah, *ah, ah staying alive*. Revezar.

Suor sob os jalecos. Oitenta minutos de reanimação. Até que, além do coração parar, todos parassem. De cansaço. De frustração.

O residente e o preceptor no final falaram burocraticamente sobre a declaração de óbito. Vários jalecos brancos olhando para baixo, inclusive o meu, passam pelo corredor e ninguém fala com a mãe. A um dos últimos que passa ela diz gritando:

– Alguém me explica o que aconteceu?

Martin pede para chamar os seguranças porque tem medo da reação da mulher. Escuto isso antes de sair da sala. O preceptor e Martin chamam ela para uma sala. Em alguns minutos, passo pelo corredor novamente e vejo três seguranças no lado de fora da porta. Três homens de uniforme com as mãos cruzadas na frente da barriga.

Noite Feliz

"Noite feliz! Noite feliz!
Oh, Senhor, Deus do amor
Pobrezinho nasceu em Belém
Eis na Lapa Jesus nosso bem
Dorme em paz, oh, Jesus
Dorme em paz, oh, Jesus (...)"

Um mês antes do Natal. Por volta das 21 horas passei para ver uma paciente que havia sido diagnosticada com um câncer cerebral. Ela estava sem levantar da cama há dias. Oxigênio chegando pelo cateter nasal. De certa forma, pela idade, o rosto e a doença, lembrava minha avó paterna.

— Como a senhora está? — perguntei enquanto sentava na beirinha da sua cama para ficar mais próxima.

— Estou bem, só quero ir para casa. Logo será Natal. Temos que ensaiar — ela me disse, com o cabelo raspado, e um pouco de olheiras, mas vividamente.

— É mesmo, Dona L.? — desenvolvi esta tática de quase repetir o que o paciente fala e ouvir.

— Sim, eu canto no coral e ela também — apontou para a acompanhante enquanto sorria.

— Quais músicas vocês cantam? — perguntei olhando para as duas.

— Ah, várias... — ela respondeu reticente.

— Cantam Noite Feliz? — eu perguntei.

— Sim... — ela respondeu e suspirou. Começou a cantar em alto e bom som Noite Feliz. Começamos a cantar Noite Feliz na enfermaria do hospital. A enfermaria estava cheia. Cinco pacientes em seus leitos. Acompanhantes. Todos cantaram Noite Feliz. Sorrindo. Dona L. era a maestra da noite, com sua voz rouca e afinada.

Quando terminamos, eu estava com os olhos cheios d'água. Dona L. deu um tapinha leve na minha bochecha com uma das mãos, com uma vibração contagiante ela estava agradecendo o nosso ensaio natalino. A acompanhante dela me chamou para fora do quarto e, enxugando as lágrimas, me abraçou.

Voltei no dia seguinte. Dona L. estava num sono tranquilo. Seguiu assim pelos próximos dias, até que se foi como o sopro de uma canção.

Rio Grande, dezembro de 2015.

Estágio

Durante um dos estágios, a preceptora disse:

— Mayara, escolhi uma paciente para você.

Eu fico aguardando instruções, ela segue:

— Uma paciente, sabe, complicada, dessas que você gosta de ficar conversando.

Penso que não é simplesmente gostar de conversar, mas ter paciência para ouvir e costurar histórias.

Natal

Comprei uma caixa de enfeites de Natal de madeira, pintadinhos. Anjos. Papais-noéis no trenó. Estrelinhas. Sinos. A ideia era dar para os pacientes internados. Até o hospital parece entrar em clima de Natal quando você escuta alguém assobiando "bate o sino" num corredor distante.

Na noite de natal, depois de revisar todos os casos que estava acompanhando na clínica médica, eu sai para entregar os enfeites. No primeiro leito, um senhor colocou os óculos na ponta do nariz e disse:

— Quero o Papai Noel de trenó.

Outra escolheu os cavalos para lembrar da "época da campanha". O paciente com falta de ar escolheu um anjo para fazer ele voar. Um paciente que não podia falar gesticulou. Disse que aquele era o único abraço de Natal dele neste ano. Olhos cheios d'água, natais menos solitários, abraços.

— Hoje você foi nossa família — um familiar me disse e me abraçou.

O silêncio da escadaria me deu brecha para respirar enquanto lembrava da paciente que pendurou o Papai Noel no suporte de soro falando que aquela era a sua árvore de natal.

A roupa suja

Estava na enfermaria de infectologia, ao lado do leito de uma paciente que tinha passado maus bocados nos dias anteriores e que com muita dificuldade conseguimos estabilizar, acertar o antibiótico e enfim ver uma melhora.

— Doutora, preciso dar alta — falou a paciente com a respiração ainda ofegante, pedindo para sair do hospital.

— Mas agora? Ainda estamos investigando e iniciando o seu tratamento — eu respondi reticente.

— Eu preciso dar alta — ela falou determinada.

— O que aconteceu? — perguntei.

— Meu marido, doutora. Meu marido disse que chega desse negócio de hospital. Estou com medo de que minha filha fique sem roupas limpas para usar — e respirou profundamente.

Eu suspirei. Ela me olhou esperando um julgamento, mas seguia firme.

— Preciso voltar para casa para lavar a roupa.

Pós-cirúrgico

Nos consultórios de avaliação de pacientes pós-cirúrgicos eu estava fazendo uma consulta de revisão. Chamei uma paciente que havia retirado a vesícula. O plano era depois disso discutir o caso com o meu professor.

— Como a senhora está? Já faz uma semana do pós-cirúrgico — perguntei gesticulando com as mãos.

— Estou bem, só esse negócio da força, né? — apontou para a barriga.

— O que foi? – baixei a caneta na mesa.

— Eu não posso fazer força mesmo? — parece uma pergunta óbvia para a paciente e para mim.

— Não, tem que repousar três meses, até cicatrizar bem – respondi.

No rosto da paciente, vi a expressão de quem não estava repousando.

— Pois é doutora, é que eu não posso repousar — ela falou.

Apenas olhei para ela.

— Trabalho como cuidadora e tenho que carregar a mulher para ir ao banheiro. Colocar na cama. Essas coisas — ela disse olhando para baixo — mas é que é trabalho, né, doutora. Não tenho carteira assinada. Vou ter que pedir para sair. Está tudo bem da cirurgia até agora? — falou olhando para a cicatriz e para mim.

— Até agora, tudo bem. Cicatrizando bem — respondi.

— Vou ficar sem trabalho. A vida é assim, a gente arruma uma coisa e desarruma outra — ela falou.

Rio Grande, fevereiro de 2016.

Relógio de cebolas

— Quanto tempo a senhora demora para sentir a dor? — perguntei a mulher na consulta sobre sua dor nos braços.

— O tempo de cortar uma cebola — ela disse.

— Como assim? — observei ela enquanto ficava em dúvida sobre o que escrever no prontuário.

— É doutora, o tempo de descascar e picar uma cebola — ela confirmava e balançava a cabeça — Ontem mesmo, eu só consegui picar meia cebola e já doeu .

— Entendi. E a medicação está ajudando? — eu pensava sobre como era o trabalho dela, sua rotina medida em cebolas.

— Ajuda, dá tempo de três cebolas.

Rio Grande, março de 2016.

Maria da Penha

Sala de emergência. Da mesa de atendimento, o médico viu uma mãe empurrar a cadeira de rodas da filha, uma mulher branca que passava dos vinte anos. As duas se dirigiram à mesa do médico. A filha na cadeira de rodas com a cabeça baixa e boca fechada. A mãe, mordendo os lábios, não disse uma palavra. Sua cabeça virava da sua filha para o médico.

— O que ela tem? — o médico mal levantou a cabeça para olhar a paciente.

— Maria da Penha — a mãe respondeu.

A filha abriu os lábios inchados. Todos os dentes pendurados pelo aparelho odontológico. As gengivas sangravam. Um sorriso assustador e a gravidez de sete meses.

Maria da Penha II

Após atender a vítima de violência no pronto-socorro, fomos chamados para uma sala quase vazia que eu não conhecia, apesar de já ter feito vários plantões. Na sala, tinha apenas um quadro caído que trazia as diferentes cores da classificação para atendimento e uma cadeira de plástico branca. Lá, o agressor, que também já tinha virado agredido – pelo pai, pelos vizinhos, pelos policiais –, deitado de costas, algemado, finge um desmaio.

O médico riu, encostou no agressor com a sola do sapato e virou o rosto dele. O agressor recusou-se a levantar, enquanto o médico conversava com o policial sobre a Páscoa e as cestas que os brigadianos estavam distribuindo nas escolas. Quando o agressor-agredido decidiu se sentar no chão, o médico olhou de longe e escreveu num papel que o policial estava autorizado a levá-lo para a delegacia. A esperança não é que ele volte uma pessoa melhor, que seja um local de mudança.

A esperança que o médico verbalizou é que "de noite ele sofra muito nas mãos dos outros presos". A punição dupla, tripla, quádrupla e até infinita do sistema carcerário brasileiro.

Maria da Penha III

Após o período inicial de avaliação, a paciente voltou do atendimento obstétrico para a observação do pronto-socorro. O bebê estava bem. Alívio grande. Exausta, a paciente ouviu conselhos diversos, da mãe, dos profissionais, de todos.

Que ela deveria ter denunciado o marido. Ou fugido. Ou telefonado para a mãe. Ou feito mudança. Ou procurado um novo homem. Disseram também que ela não deveria mais falar com o agressor. Deveria deixá-lo mofar na cadeia, ver de alguém matar ele, ou torcer para que ele fosse violentado.

Ela que não conseguia falar por causa da agressão e escutava levando a compressa até a boca para estancar o sangue.

— É difícil julgar, só ela sabe o que passou — eu bati as mãos na mesa enquanto falava, cansada de escutar e assistir à cena.

Ela me olhou com os olhos aliviados.

Crack e Chocolate

Era madrugada de plantão obstétrico. Surgiu uma paciente em trabalho de parto avançado. Possivelmente, uma criança prematura. Uma mãe "usuária de crack". Mulher. Negra. Vulnerável. Sem pré-natal. Sem documentos. Sem familiar. Sem acompanhante. Quase sem roupa. Tudo aconteceu rápido. Não levou nem dez minutos desde quando ela entrou pela porta até o bebê estar chorando fraquinho e sendo levado para a incubadora. Após o parto, ela se ajoelhou no chão. E começou a rezar pela filha que nasceu. Na sala de recuperação, a mãe recém parida começou a chorar desconsolada. Eu ia e voltava com papéis e passava pela porta. Decidi entrar no quarto, coloquei de lado, naquele momento, meu turno de sono para conversar com ela. Eu toquei no seu ombro e perguntei se ela queria conversar.

— É tudo culpa minha — ela se virou chorando.

Eu sentei e escutei a história. O filho perdido. O ex-marido. Uma vida que se costurava entre lágrimas. História doída. Enquanto conversávamos, a barriga dela falou mais alto.

— Não como há três dias. Fui vender crack para conseguir comida e acabei usando — ela respirou fundo e completou:

— É sempre assim.

A copa do hospital estava fechada, afinal, era madrugada. Insisti pelo telefone para conseguirmos algo para a paciente comer. Eu tinha um chocolate que seria meu lanche da madrugada. A enfermeira deu de ombros sobre o chocolate, entreguei-o para a paciente.

— Eu adoro chocolate! Faz tanto tempo que não como um — ela falou pulando na cama.

— Sem açúcar, sem leite, sem glúten — ela leu a embalagem em voz alta, perguntando se eu queria emagrecer. Respondi que não e rimos juntas. Nós duas tão mulheres, tão humanas, tão chocolate.

Rio Grande, maio de 2016.

Sabedorias

Em 2016, participei da organização do I Seminário Estadual de Saúde das Comunidades Tradicionais, que aconteceu nos dias 9, 10 e 11 de junho. Depois de acompanhar diversos estudantes indígenas e quilombolas, das dificuldades e dos preconceitos na universidade, construímos esse evento. Vieram lideranças de povos indígenas, partes de povos, quilombolas...

Em uma das palestras, depois de ficarmos em roda e cantarmos com os indígenas, uma mulher quilombola, mãe de santo, levantou o dedo e explicou:

— Existem dois tipos de doenças: as do espírito e as do material. Qualquer doença sempre começa no espírito e depois vira doença de médico no material. Daí vira câncer, dor de garganta, ou o que for... Eu trato o espírito.

Rio Grande, junho de 2016.

Limpando o tênis sujo de sangue

Algo tão noite, tão final do dia. Limpei os respingos de sangue com sapólio e esfreguei com a esponja. Observei o tênis gasto, um pouco mais no calcâneo. Saboreei o fato de estar de pés descalços, mesmo no frio do inverno. Lembro que desmaiava, quando comecei o curso, ao ver sangue e agora é tão natural limpar o calçado vermelho escurecido. Lembro do momento em que o sangue respingou e atravessou o propé, lembro da cirurgia, do chão. Lembro da paciente, todas as memórias vêm juntas, misturadas e sedimentadas nos pingos de sangue do meu tênis, pingos que passaram o propé e ultrapassaram a brancura asséptica e humana.

Sua Casa

"Sou um ser concomitante: reúno em mim o tempo passado,
o presente e o futuro,
o tempo que lateja
no tique-taque dos relógios"
Clarice Lispector

Sentei para tomar um chimarrão com Suzana, a líder artesã da comunidade da Barra. Havia passado anos do projeto de extensão popular da Liga de Educação em Saúde. Entrei em 2010 no curso de medicina, um grande sonho para uma mulher que queria ser uma Médica Sem Fronteiras. Mal sabia eu que, além de conhecer as fronteiras do mundo, as mais difíceis bordas ainda estavam dentro do meu país. A dureza do curso, as matérias "secas" como anatomia, fisiologia, bioquímica e etc. foram me mostrando um lado importante do corpo humano, porém eu sentia que quanto mais eu entendia do mecanismo de dor e suas vias, menos eu entendia da vida das pessoas. Esse *desbalanço* e uma matéria chamada relação médica, que colocava os alunos para acompanhar o funcionamento de uma

Unidade de Saúde e assistir a algumas consultas, me desafiaram. Na prática, eu vi, diversas vezes, profissionais pouco interessados e pacientes frustrados. Eu também não entendia por que uma paciente não tomaria um remédio ou não seguiria uma "ordem" de restrição de sal no caso de Hipertensão Arterial. Ao mesmo tempo, via pacientes comendo muitos industrializados para matar a fome, sobrevivendo para pagar as contas e padecendo de doenças infecto-contagiosas. Como eu era ignorante!

Isso tudo me inquietava. Ser médica para falar de regras que as pessoas não iriam seguir ou para decorar vias fisiológicas que eu não veria novamente na prática me desafiava demais. Parecia que eu aprendia muito, mas não via sentido nenhum. A falta de sentido e a desconexão com a comunidade abriram-se em um trajeto de ônibus onde eu e um colega, Arnildo, sentávamos e conversávamos sobre, talvez, nos tornarmos músicos e deixarmos a medicina de lado. Mais tarde, a música aconteceria no "Projeto M(Ar)", assim, não desistimos de ser músicos, nem da medicina.

Essa inquietação fez a Liga de Educação em Saúde, um grupo de acadêmicos, no início sem a orientação de um professor, com o desejo de ouvir as pessoas na comunidade, surgir. No mesmo ano, após o projeto estar escrito e as reuniões terem começado, convidamos o professor Tarso, médico de família e comunidade, para compor o projeto. Éramos alunos querendo escutar as pessoas próximo das suas realidades. Na comunidade da Barra, três anos depois da criação da liga, estava sentada e conversava com a Suzi, a mulher e artesã, liderança da comunidade. O projeto na Barra foi definitivo para a minha escolha de ser médica de família e comunidade. Lá, ficamos um bom tempo visitando o trabalho das artesãs que, na verdade, não estavam tão interessadas em um grupo de alunos do curso de medicina, e sim em terminar as diversas encomendas de artesanatos: leões marinhos, camisetas e bolsas que elas faziam.

Passamos por um semestre de construção de vínculo, conhecendo, ouvindo e conversando. Suzi disse que poderíamos voltar em uma tarde para falar o que queríamos falar.

Sentamos em roda. O objetivo de tudo aquilo era ouvir o que aquelas mulheres e artesãs, que faziam a fauna local de pano e linhas, tinham para dizer sobre a saúde. Ouvimos, combinamos reuniões sobre os temas mais interessantes, pactuamos trocas. Enquanto em uma reunião falamos sobre a tireoide, na outra aprendemos a fazer leões marinhos de biscuit. Aprendemos a costurar estrelas do mar e a cozer as histórias da comunidade da Barra. Uma reunião foi diferente, pois pedimos para que nós estudantes escolhêssemos um tema, então falamos da saúde como direito. Era um final de tarde frio e ventava na "Casa Branca" da comunidade da Barra. Aquela reunião mudou a minha vida e a daquelas artesãs que decidiram construir um conselho local de saúde e advogar pelo direito à saúde, que era muito precário na comunidade afastada do Centro com poucas "fichas" de atendimento médico toda semana e sem uma equipe de saúde. Depois de reuniões e articulação comunitária, elas, ou nós, conseguimos a implementação de uma Estratégia de Saúde da Família afetando toda a comunidade da Barra com uma equipe de saúde trabalhando 40 horas por semana. O conselho ficou informal durante bastante tempo, mas o direito à saúde ficou pulsando nas mãos das artesãs. Nessa caminhada a comunidade foi também uma casa para mim, ou, se não uma casa, uma sala de aula certamente.

De forma recorrente, eu sentia que nem sempre conseguia concluir como gostaria as experiências e conciliar a universidade com a comunidade. Conversei com a Suzi sobre isso enquanto o pôr do sol refletia na lagoa dos Patos. Eu, ao final do curso de medicina, sem poder fazer a celebração da formatura devido à ida ao Ciência Sem Fronteiras. Suzi estava passando por adoecimentos familiares e, de certa forma, fechamos alguns ciclos e construímos afetos. Ali, entre as cuias de chimarrão, aprendi também sobre o tempo, o meu tempo e o tempo em que as coisas acontecem. Os desejos e os tempos políticos. Mas ficava latente a sensação de poder ter construído mais.

— Suzi, eu não consegui completar tudo o que planejamos. Não conseguimos as agentes comunitárias. Tenho a impressão de que ficou incompleto e logo vou embora. Não vou nem fazer uma festa para a gente celebrar — olhei para o mar enquanto segurava a cuia.

— A vida é assim, Mayara. Ficou muito melhor. Antes tínhamos dez fichas e o médico vinha quando queria. Hoje, temos um médico presente. Até me chamaram no posto para o conselho oficial. Logo que veio a médica nova, todo dia batiam na minha porta de casa para reclamar. Agora, entenderam como funciona. Pena que ela foi embora. Fugiu para os Estados Unidos — Suzi ria enquanto falava das coisas difíceis.

— E agora? — eu entreguei a cuia para Suzi. Era uma cuia que a Liga de Educação de Saúde tinha presenteado a ela alguns anos antes.

– A gente ficou preocupada, pensando que o país tinha vindo pegar ela. Ela até escreveu uma carta no computador explicando por que foi embora. Agora veio um médico novo bem bonzinho — ela encheu a cuia e sorveu o mate.

— Que bom, Suzi, você vai para o conselho?

— Eu vou. Se depender de mim sempre vou. Você não precisa se preocupar com aqui, um dia você vai terminar de construir isso em outro lugar. A vida é assim. A gente já aprendeu muito juntas. Cada um tem que seguir seu caminho, o importante é saber o caminho de casa. E aqui também é sua casa — ela apontou para a lagoa e para a casa dela.

O brilho

— A pesca mudou muito, Mayara. Era muito bonito antes, agora é quase tudo industrial — contou Suzi, a mulher pescadora e artesã da comunidade da Barra

— A culpa dos meus filhos terem virado pescadores é minha. Eu os levava pequenos para pescar comigo, não tinha com quem deixar eles. Colocava a turma no bote e ia pescar, desde pequenininhos — ela sorri, eu sorrio também.

Perguntei como era a pesca. Ela respondeu que era pesca artesanal e falou do brilho da pescaria. Esse tipo de pesca tem mão de obra familiar, com embarcações pequenas, ou ainda, sem embarcações, como na captura de moluscos ou outros animais na costa.

— Diferente das redes de hoje, que pegam tudo e matam tudo. Quando se pesca, tem que saber cuidar e preparar. Tem peixe que a pesca comercial joga fora, mas dá para comer. E fica bom igual a atum de latinha. Só cozinhar com vinagre, óleo e sal na panela de pressão. Mas agora, a malha pega todos os peixes. Não sobra nada para o pescador artesanal, eles roubam todos os peixes, deixam a sujeira e depois a culpa é de quem? Do pescador artesanal — ela olhava para a janela.

Essa janela é a mais linda que conheço. Conforme a época do ano, é possível ver leões marinhos nadando, ver os barcos e navios passando, as roupas penduradas no quintal e, ao fundo, a Lagoa dos Patos.

— Você tinha que ver, Mayara, como era bonito quando pescávamos camarões à noite. A gente colocava a luz na água e a rede ia enchendo. Tinha tanto brilho! Depois, a gente limpava para ganhar um pouco mais de dinheiro no mercado público. Os peixes, então, eram brilhantes. As escamas passavam e batia um brilho no olho — Suzi fez o movimento do peixe ondulando as mãos.

— Aí, eu limpava o peixe para ganhar mais dinheiro nas postas de filé. Agora, não é mais assim Mayara, não é — entra no horizonte da janela um barco de pesca comercial.

Agosto de 2016.

Pote dos remédios

Para Jaqueline Pandolfo, minha querida amiga e
colega de sonhos

Um casal de idosos, desses que seguram a mão um do outro, recebe a visita do médico. Os dois têm pressão alta. Os dois têm diabetes. Os dois têm medicações diferentes. As medicações são divididas por cores, mas todas ficam dentro do mesmo potinho.

— Onde está a sua medicação? — o médico perguntou à mulher.

— Dentro do pote – ela apontou para uma garrafa de Coca-Cola cortada ao meio abarrotada de remédios sem caixa.

O médico faz para o esposo a mesma pergunta.

— Dentro do pote — o senhor aponta para o mesmo pote.

— Mas assim, tudo misturado? — pergunta o médico, olhando para aquela miríade de comprimidos.

— Sim. Eu não tenho pressão alta e diabetes? — o homem idoso responde categoricamente enquanto o médico revisa as medicações e o prontuário. – Ela não tem pressão alta e diabetes?

O médico concorda.

A lógica está posta. As mesmas doenças, portanto, os mesmos remédios, a classificação por cores e as pessoas iletradas.

Rio Grande, agosto de 2016.

Maria da Penha IV

Entrei no quarto do hospital, os dois estavam dormindo de conchinha. Perdoados. Ninguém sabe da história, ela me diz baixinho e abrindo os olhos:

— As cicatrizes sabem sarar.

Quintinhas

Para Guaraci

Em uma visita domiciliar durante o jogo do Brasil, o técnico de enfermagem aferiu a pressão arterial.

A médica perguntou:

— Quanto?

O técnico respondeu:

— 3×0 para o Brasil.

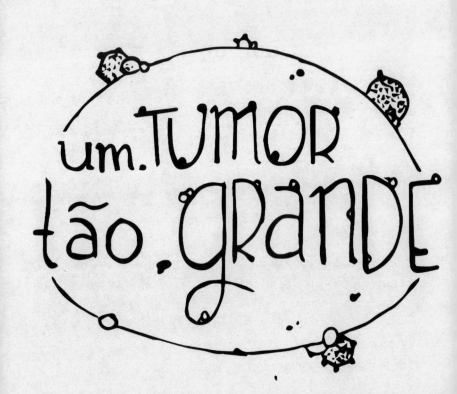

... e tão querida.

Sabedoria de avó

Minha avó se mudou para uma casa de madeira, daquelas bem simples, construída com moldes prontos. Mas saiu da casa anterior, onde lembro de, quando criança, passar as mãos nas frestas das paredes de madeira. A construção era motivo de muito orgulho para ela. A casa própria, o terreno próprio. Localizado na periferia da área urbana, mais área rural que urbana. Na frente da casa dela, a estrada era de chão e tinha um terreno grande o suficiente para plantar milho no quintal da frente e ter parreiras, horta, algumas bananeiras e árvores de frutas cítricas na parte dos fundos. Ela plantou as árvores frutíferas já idosa, então muitas não eram tão grandes, mas bem observadas.

Ela comprou a casa com o dinheiro da aposentadoria como agricultora da qual ela se orgulhava tanto. Minha avó só confiava no que ela plantava, ou seja, sem veneno nenhum. O cheiro de tudo é a melhor lembrança, um fogão a lenha no canto, um café passado de vez em quando; as galinhas no pátio ao redor e os gatos que entravam e saíam da casa. Na casa não tinha sofá, tinha uma cozinha com cadeiras de palha e dava para sentar em cima do baú de lenha. Tudo simples.

Em 2017, Santa Catarina teve uma epidemia de dengue e as Agentes Comunitárias de Endemias, conhecidas como "agentes da dengue", iam de casa em casa verificar se o local tinha ou não água acumulada e larvas do mosquito. As agentes da dengue visitaram a casa da vó para procurar larvas de mosquito, vasos, etc. Não encontraram nada, nadinha, tudo certo. A agente perguntou:

— O que a senhora faz para não ter nenhuma larva de mosquito na sua casa?

— As galinhas cuidam disso — minha avó levantou as sobrancelhas.

— Mas você não pode ter galinhas, galinhas são proibidas — a agente evocou a lei municipal que proíbe galinhas em áreas urbanas.

— E mosquito? Mosquito pode? — minha avó coçou o queixo e sorriu.

A mulher despediu-se educadamente e foi embora. Deixou minha avó, em pé ao lado do fogão a lenha, olhando para ela.

Janeiro de 2017.

Pelas bordas

Em janeiro de 2017, literalmente embarquei para o último semestre do curso de medicina. Durante mais de seis meses fiquei com os dois pés na estrada. Graças às incongruências da minha universidade, após não terem reconhecido os estágios que fiz na Irlanda, resignei-me em repeti-los. Certamente com muita revolta e dor, mas também resiliência. Decidi que não iria repeti-los em Rio Grande. Dessa forma, organizei meus estágios optativos nas zonas rurais brasileiras. Um grande quebra-cabeça de passagens, estadia e viagens. Além de navegar na burocracia universitária. Entreguei o apartamento em Rio Grande em 2016, empacotei tudo em uma mochila e uma malinha para cruzar o Brasil e algumas partes do mundo.

Este era o desafio da formação que eu queria construir: atuar fora do hospital, perto das comunidades. A minha medicina pelas bordas. Comecei em Caruaru, em Pernambuco, conhecendo a Atenção Primária à *Saúde Rural na seca e no trabalho dos fabricos costurando jeans*[15]. *No Movimento dos Sem Terra e com a convivência intensa com os preceptores e colegas da medicina, fui calcada como a terra seca e a chuva que vi cair e o verde que pulsa e nasce como a água.*

Segui depois para Caratinga, em Minas Gerais, para acompanhar o Programa de Atenção Domiciliar, o Melhor em Casa", com Igor, Mônica e toda a equipe. Aprendendo com calma a cuidar do final da vida com qualidade e carinho. Profundamente transformador. Além de ter a oportunidade de acompanhar o Igor no seu trabalho no presídio como médico de família e comunidade. Essa vivência foi especial pela possibilidade de pensar o dentro e fora da nossa sociedade.

De lá, parti para uma curta estadia na Tunísia que me permitiu me aproximar da cultura local e, por diversas coincidências, passar alguns dias com estudantes de medicina da Tunísia e com uma estudante do Paquistão. A transformação acontecia em diferentes níveis enquanto recebia o prêmio "Projetos estudantis para a saúde", promovido pela FAIMER / The Network: Towards Unity For Health (TUFH), pelo projeto da Liga de Educação em Saúde. Segui para Austrália, para o Congresso Mundial de Saúde Rural e um circuito por algumas universidades rurais, conversando com outros estudantes. Lá, tive também a oportunidade de mergulhar em Cairns e ver os corais morrendo. Haviam ilhas de corais coloridos, mas o resto era um deserto branco. Era impossível não pensar em como a humanidade estava habitando o planeta.

Voltei para Florianópolis, conhecida pela sua estruturada rede do Sistema Único de Saúde. Seguia costurando o Brasil e seus nós e diferenças. Caminhei pelas comunidades nas bordas da ilha, no Pantâno Sul e no Ratones. Em especial, no Pantâno Sul com as benzedeiras, com as redes de pesca que me levavam de volta para Rio Grande na comunidade da Barra. Estar perto das gentes, da humanidade, da comunidade.

---

15   Um filme que ilustra essa realidade é "Estou me guardando para quando carnaval chegar" (2019) com a direção de Marcelo Gomes.

Finalizei em Pinhal Alto, no Rio Grande do Sul, com o preceptor Leonardo Vieira Targa, conhecido por levar e trazer muitos conceitos de saúde rural para o Brasil e para fora. Era um fechamento do que tinha sido a oportunidade de tocar com as mãos, de vislumbrar entre oceanos a importância do trabalho em áreas rurais.

Minha trajetória seguiu assim: pelas bordas e com profunda gratidão pelas acolhidas e oportunidades.

As próximas memórias, na última parte deste diário, refletem essas experiências intensas de conclusão da minha graduação.

Seca

Quebraram o vidro da janela da Unidade de Saúde.

Não roubaram o computador, a cadeira, a mesa, ou os medicamentos.

Vieram para roubar a caixa d'água.

Caruaru, fevereiro 2017.

Seu Biu

"Todo o Severino é Biu"

Eu não conheci pessoalmente o seu Biu, que partiu depois do aniversário de noventa e um anos. Ele era, como me disseram, o pai da Unidade Básica de Saúde de Serra Velha. E também era o vigia. Conheci ele através dos olhos dos outros, das histórias e das fotos que já no primeiro momento me mostraram, nas quais colocaram o dedo falando dele. A história dele e a da Unidade se confundem. Ele, como disseram, viu ser colocado no chão o primeiro tijolo da UBS de Serra Velha, era o primeiro a cumprimentar o pai da família-equipe ou equipe de saúde da família.

Seu Biu se mistura com a história do posto de saúde, cuidava da porta todos os dias, ria, contava causos e aconselhava. Sabia de tudo, de cada canto, de cada história. Era o primeiro a acolher e o último a fechar as portas. Um sopro – a vida é um sopro, contam para mim.

Ele também guardava todos os presentes que ganhava na unidade, guardava até o pacote do presente, todos dobrados em um cantinho.

Nesse cotidiano que começa no primeiro dia sem o eu Biu, fica a dúvida de quem abre a porta, quem recebe, quem cuida da horta de coentro, quem acolhe primeiro. Não tem vigia ainda, dizem para mim, porque ele está cuidando do posto de saúde do céu.

Caruaru, fevereiro de 2017.

O maior problema

O agreste estava sem folhas, o começo da seca aparece quando o mandacaru não abre flor no tempo esperado. Fazia sete anos que não chovia. Você olhava para o céu e não via uma nuvem branca contrastando com o azul. O consultório estava sem água, pois aguardava-se um caminhão pipa. Fiz uma lista com o paciente das doenças que ele tinha, para pactuarmos as prioridades da consulta. Na lista tinha escrito diabetes, hipertensão, dor de cabeça, dificuldades familiares e desemprego. Eu perguntei:

— De todos esses que listamos, qual é o maior problema?

Sem hesitação, ele olha para a lista, para mim e responde:

— A seca.

Caruaru, fevereiro de 2017.

Molduras

Em uma visita domiciliar de um paciente quase cego com dificuldade de fazer uso da insulina, com obesidade, iletrado. Ele percebe que olho para o único quadro pendurado na parede, já com tons de amarelo. Na foto, Ele, sorrindo, com dentes na boca, de gravata e camisa social, mais magro, segurando uma jumenta. Ele explica que ela não resistiu à seca:

— Foto dos tempos bons e gordos, quando chovia.

Caruaru, fevereiro de 2017.

Conforto

Acolho um homem jovem para a consulta. Ele fala que toda vez que trabalha na fábrica sente dor de cabeça, falta de ar, tontura.

— O que você faz? — pergunto.

— Espuma para colchão caro — ele me responde.

— Usa todos os equipamentos de proteção individual? — eu continuo com a entrevista clínica.

— Uso sim, mas às vezes o ritmo faz a gente deixar de usar ou o equipamento não é tão bom — ele fala olhando para baixo, há um tom de culpa.

— E os colchões, são bons? — pergunto para tentar tirar o peso da pergunta anterior.

— Nunca usei, é colchão de gente rica — responde honestamente.

Caruaru, fevereiro de 2017.

Compartilhar

Eu estava no agreste Pernambucano, com a paisagem seca e o chão partido. As consultas aconteciam em um galpão. Era uma unidade de apoio, sem água. Uma semana antes, haviam roubado a caixa d'água. Chamei a paciente para a consulta.

Entrou uma mulher jovem que parecia entrecortada como aquela terra pelas marcas do sol. Ela queria a renovação da medicação para ansiedade. Perguntei quem prescreveu, pois não estava no prontuário.

Ela explicou sem muito rodeios:

— O remédio funcionou comigo, funciona com a minha vizinha. Ela me deu, e assim vamos compartilhando, que nem Facebook, sabe? Agora, quero a minha receita.

Fiquei na dúvida do que fazer. O que dava ansiedade para ela? Ela seguiu:

— Um monte de boca pra criar e nada pra comer. Esses dias, vi uma nuvenzinha no céu, mas depois desapareceu. Chuva que é bom, nada.

Caruaru, fevereiro de 2017.

Zum-zum-zum

Conforme os passos na rua, você escuta o zum-zum-zum ritmado do pedal da máquina de costura. Cada garagem é um fabrico, ou seja, uma pequena fábrica de costura. Ao menos uma pessoa que passa dez horas, ou mais, por dia sentada costurando, pregando botão, fazendo bolso, cortando, acabamento, zum-zum-zum, linha-a-linha.

Os pais costuram, as avós cuidam das crianças. Tudo para, no meio da seca, colocar água, comida e dinheiro em casa. Cada peça de roupa custa alguns centavos, trinta centavos o calção masculino com acabamento, desses que é vendido por até cem reais, segundo a população. Por semana, duas pessoas fazem cerca de trezentos calções. Com o lucro, ainda têm que pagar a máquina de costura e a água do caminhão pipa.

O sonho de muitos é juntar dinheiro para empreender com várias máquinas e contratar várias pessoas trabalhando por trinta centavos a peça. Como eles. Quando o sol cai, o zum-zum-zum continua. É, também, o ritmo da noite Caruaru.

Caruaru, fevereiro de 2017.

Marido

Eu estava na consulta e conversava com uma mulher que trabalhava nos fabricos. Uma mulher jovem com dores nos braços.

— Você gosta de estudar? — perguntei.

— Gosto — ela respondeu.

— Não pensa em voltar? — segui.

— Penso não — ela respondeu.

— Por quê? — olhei para ela.

— O marido não deixa — ela olhou para baixo.

— Por quê? — insisti.

— Porque não.

Caruaru, fevereiro de 2017.

Água

Em uma região mais afastada, converso com as pessoas que me explicam como usar um balde de água. Isso, depois de eu perguntar e ter tomado um copo d'água com pressa.

A mulher me diz que, na seca, um balde d'água tem que servir para quatro pessoas. Tem que pingar hipoclorito porque a água do carro pipa é salobra e contaminada. Se quiser tomar um banho de chuveiro tem que viajar vinte quilômetros e pagar cinco reais no posto de gasolina.

Agreste brasileiro, 2017.

Cegueira

A mulher idosa, com a pele queimada do sol, na sua casa, olhando pela janela, torce as mãos na minha frente e diz:

— Quem tem as coisas pensa que tudo é fácil para quem não tem. Dei de comer para minha mãe, meus dezoito filhos, enterrei sete, trabalhei muito a vida inteira, minhas costas estão desgastada porque carregava peso que nem um jumento. E agora, vou cegar porque a médica disse que se eu não pagar a cirurgia vou cegar. Já viu pobre poder pagar cirurgia?

Caruaru, 2017.

Médica de família e comunidade

Para Vivi

Em Caruaru, dia desses, no caminho da visita domiciliar, a médica começou a me explicar sobre um cachorro que era filho do cachorro marrom do vizinho, cuja cor era tal por causa de tal família de geração canina. Depois, na volta, ela me falou da família de bodes, para onde foi cada bodinho e que estava dando falta de um bode mais antigo. Até os animais ela conhece.

Caruaru, fevereiro de 2017.

Lágrimas de chuva

"O sertão vai virar mar, antes que o mar vire sertão"
Para Guto.

E choveu no Agreste, na seca. Eu estava na unidade de saúde. Choveu pesado, inicialmente pensamos que era uma nuvem solitária. A água desceu gelada e até molhou a sala de atendimento que estava sem vidros nas janelas. Uma chuva densa de nuvem cinza escura. Pensei na asa branca, no verde da plantação, naquela seca lavada por um pé d'água. Caminhei até a frente da unidade.

Vi uma menina de cerca de seis anos, da mesma idade da seca, a correr debaixo d'água e olhar para o céu, com as gotas escorrendo pelo rosto e pelo corpo. Ninguém fechou as janelas, as pessoas saíam para a rua para olhar para o céu.

A casa molhada é um contratempo feliz. A unidade básica molha, a água corre pelas ruas, tudo virar lama é motivo para sorrir. Esperança. Ando pela rua molhando meu calçado de pano, molho meus pés até o calcanhar. Olhei para o médico, Guto, que estava fazendo um procedimento e falou, "Não pode ser!". Ele terminou de suturar e também saiu, no final do expediente.

— Você vai ver, amanhã vai estar tudo verde. É a resistência, está tudo dormindo, amanhã vai acordar verde — Guto falou com as lágrimas de chuva nos olhos.

Amanheci e estava tudo verde.

Caruaru, fevereiro de 2017.

Roxo

Em uma conversa, ao caminhar pelo chão rachado pela seca, perguntei sobre os rios da região. A Agente Comunitária de Saúde me deu a seguinte resposta:

— O rio desce transparente, mas depois de Toritama fica roxo.

— Roxo? — perguntei perplexa.

— É, da tinta para tingir o jeans. É muita fábrica de jeans lá — ela falou com um tom de normalidade que arrepiou os cabelos da minha nuca.

Caruaru, fevereiro de 2017.

Favores

Em uma consulta, acompanhava a preceptora na periferia de Caruaru. O homem de cerca de quarenta anos está sentado na maca.

— Eu notei o caroço do lado da minha orelha. Não dói, só foi crescendo. Foi ano passado, antes das eleições, aí um vereador conseguiu uma ultrassonografia para mim, o médico da ultrassonografia disse que eu precisava uma tomografia — toca o pescoço enquanto fala — eu ganhei um papel de um outro vereador para fazer a tomografia, mas daí tiveram as eleições e ele perdeu, aí eu voltei no hospital e consegui um outro papel com uma ajudinha. A tomografia disse que eu tenho câncer, aí eu falei com um doutor que me ajudou e me encaminhou para o cirurgião de cabeça e pescoço, mas só consegui marcar depois de falar com um político. Aí, eu autorizei no INSS mas não me chamaram. Fiz uma biópsia com um outro cirurgião porque falei com o amigo de um amigo meu. Mas o negócio tá crescendo aqui e ainda não dei jeito. Agora, não estou conseguindo falar com os políticos e estou preocupado. Decidi vir aqui — falou sem parar e rápido, parecia ter medo de ser interrompido.

— Quanto tempo já está assim? — a médica perguntou.

— Ah, faz mais de um ano — ele respondeu.

Caruaru, 2017.

Isolamento

Para Jana

Um paciente desmaiou na frente da Unidade de Saúde, na zona rural de Caruaru, afastada, onde não tinha sinal de celular. Chamaram a médica e a enfermeira correndo. Começaram a fazer massagem cardíaca. A médica pediu por soro. A técnica vai buscar soro e adrenalina. As agentes comunitárias fazem um cordão para afastar os curiosos.

— A gente precisa ligar para o SAMU — falou a médica para comunidade.

A técnica de enfermagem olha para ela:

— Mas, doutora, não tem telefone.

Caruaru, fevereiro de 2017.

Gestão

No interior do agreste pernambucano, olhava pela porta dos fundos da unidade de saúde e via o chão cuidadosamente cortado pela navalha da seca. Rachaduras. Existia ali uma resistência. Todos explicavam que quando chovia, precisava apenas de uma noite para tudo brotar. Era difícil imaginar olhando as fraturas da terra.

Cheguei em Serra Velha logo após duas perdas: a do segurança da unidade, seu Biu, que havia falecido na semana anterior; e após o roubo da caixa d'água do posto. O pé de caju, visto pela janela da unidade, era o único ponto verde, por trás da cerca de arame farpado, ele balançava com o vento seco. No céu, nenhuma nuvem.

A mulher que fazia a limpeza da unidade e a Agente Comunitária de Saúde falavam sobre a seca comigo enquanto mexiam na goma da tapioca. A mulher da limpeza calculava cada gota, usando a menor quantidade de água possível. Além da partida do seu Biu, de roubarem a caixa d'água e da seca, existia um certo temor no começo do ano pós eleitoral. Tudo parecia mais pesado, quem me contou isso foi a médica no carro em direção à Serra Velha. Enquanto a Agente comunitária colocava a manteiga em uma tapioca falava:

— Toda eleição é história.

Elas me explicaram sobre o medo dos profissionais contratados serem demitidos, medo do regime de contrato, esperança de um concurso que nunca chegava. Contavam sobre como na eleição anterior tinham trocado o partido da prefeitura e todos os funcionários da antiga escola foram colocados para fora: vigias, merendeiras, trabalhadores da limpeza... O motorista da saúde havia sido demitido antes da eleição terminar, porque a esposa apoiou a candidata da oposição. Elas refletem que todos funcionam como cabo eleitoral no interior, na verdade, só trabalha quem faz isso. Você não tem opção, disse a mulher da limpeza. E agora que era começo de ano e a seca pulsava no chão, o medo era grande. Elas queriam saber se não tinha um remédio para ajudar a dormir. E falavam dessa doença social que acontecia a cada quatro anos.

— Toda eleição fico com insônia, medo de perder meu emprego. A pior doença, doutora, é a falta de emprego.

Não existe comprimido para tratar nem problema social, nem gestão ruim.

Caruaru, fevereiro de 2017.

Partejar

Há vinte anos não nascia um bebê dentro da tribo dos xucurus em Pesqueira-PE. Era o que Maria Eduarda, Duda, estudante de medicina e filosofia, me contava no carro a caminho da primeira consulta de puericultura. Antes da intervenção de Duda e do professor, a mãe indígena, resiliente, tinha aceitado ter parto hospitalar, já tinha até sido informada das formas de violência obstétrica: "É assim mesmo com mulher indígena", disseram para ela. Também estava preparada para ir de maternidade em maternidade, hospital em hospital, procurar leito para nascer sua filha.

Há vinte anos que nenhuma parteira indígena fazia um parto. No começo, quando o pessoal da universidade, questionador, quis perguntar à comunidade sobre a existência de parteiras, todos disseram que não tinha.

Mas tinha. Há vinte anos que a parteira não trazia nenhuma criança. Mas as mãos eram conhecedoras. Nas conversas na festa de dia de Reis, conheceram D. Judite, de setenta e seis anos, a parteira com muitas histórias. Combinaram com a família da grávida sobre o parto em casa, sobre o qual começaram a ler e se empoderar mutuamente. O professor e a aluna iriam ajudar a partejar, bastava ligar quando estivesse na hora.

Ela ligou de madrugada. Eram quase 90 quilômetros de distância. Duda e o professor despencaram em direção ao parto, ao cuidado, ao nascer. A família chamou D. Judite. A parteira chegou na casa da mãe xucuru antes da equipe de saúde. No escuro, no cuidado. D. Judite percebeu que não ia dar tempo e suas mãos antigas ajudaram a trazer o bebê ao mundo. Depois de vinte anos, elas renasceram na força do parto e da identidade: mãe, parteira e criança.

Pesqueira, fevereiro de 2017 .

Um doce

É muito difícil dar más notícias. Investigar e pensar em diversos raciocínios clínicos que podem alarmar o paciente. O *timing*, o tempo certo, é essencial. Mais difícil do que falar sobre uma notícia ruim é o que precede a notícia. O aguardar do resultado dos exames, as vezes em que o sistema falha ou demora e a sua própria angústia de quebra de expectativa. Uma vez, uma senhora, em uma visita domiciliar, abria todas as portinhas da sua cozinha, procurando um doce. Não eram muitas portas, a casa tinha dois cômodos e o banheiro. O chão era de terra. A casa dela ficava próxima ao casarão dos donos da terra, dividia o mesmo terreno, pequenina. Ela tinha, até a velhice, sempre, cuidado da casa do patrão.

— Minha mãe teve vinte e dois filhos. Só sobreviveram seis. Eu adoeci e vivi dentro de uma rede, meu irmão só me embalava por dias — ela relembrava enquanto encontrava um doce de goiabada no armário em cima da geladeira.

Eu e a médica estávamos quase fechando o diagnóstico de um câncer avançado. Enquanto isso, eu via aquelas mãos de lavadeira da casa grande e mulher. Perguntávamos sobre os seus filhos:

— Não tenho filhos. Todo dia passava um anjo. Você sabe né, filho de pobre não cresce. Nem filhos, nem marido, que já morreu faz tempo — enquanto cortava a goiabada em um prato.

Perguntamos sobre quem cuidava dela, quem levava ela no médico. Os donos da terra ajudavam, principalmente o mais novo, que ela cuidou desde pequeno. Ela ainda sonhava com a aposentadoria, achava que estava perto. E antes de partirmos, falou:

— Quem vive muito tem muita alegria e muita tristeza.

Não conseguimos falar do exame, iríamos esperar o resultado. A goiabada descia doce pelas nossas gargantas, mas rasgando.

Caruaru, fevereiro de 2017.

Mundo

Na cozinha, o coração da unidade de saúde, a Agente Comunitária de Saúde me mostra fotos no mural. Me questionando se eu realmente iria aguentar o sol quente e as ladeiras, ela deslizava os dedos pelas ruas e casas desenhadas.

— Aqui é assim, atravessa os pés, sobe ladeira e desce ladeira – ela sinaliza com as mãos o sobe e o desce – minha mãe era técnica de enfermagem aqui na zona rural antes de ter médico, antes de ter enfermeiro. Ela fazia parto, fazia tudo – sinaliza com as mãos.

Contou sobre o caminhão de suplemento alimentar com feijão e sobre a sua mãe, que na própria casa recebia os alimentos e distribuía para a comunidade. Segundo a filha, ela colocava para todas as gestantes igual. Ela decidiu ser agente comunitária por lembrar da mãe distribuindo comida. Chegaram a trabalhar juntas no posto de saúde antes da mãe se aposentar.

As agentes comunitárias em saúde têm um papel fundamental na segurança alimentar.

— Aí, foi chegando enfermeira, médico, agente e fomos dividindo o trabalho. Mas ela cuidou de todo mundo — completou abrindo os braços como quem carrega o mundo.

Caruaru, fevereiro de 2017.

Beber

Durante a abordagem de uma mulher com alcoolismo, pergunto:
— Tá bebendo?
— Só quando estou aperreada... — ela me responde.
— E quando você está aperreada? — pergunto de volta.
— Sempre — ela diz torcendo o vestido.

Caruaru, março de 2017.

Entendimento

Quase toda a casa não tem forro e deixa os pedacinhos de sol passarem pelo telhado. Deixa passar também os pedaços da noite e o luar da lua. Quando perguntei sobre as frestas no teto, me explicaram que como não chove, isso não incomoda.

Nas visitas domiciliares, no desenho do sol entrando pela casa era possível ver o pó que brilhava no ar seco e iluminava o chão. Viemos conversar com uma mulher que tinha perdido o bebê. Eu a questionei se ela tinha entendido o que tinha acontecido.

— Então, ela explicou, mas... *Cê* sabe, a gente não entende *mesmo* — ela disse com os olhos baixos para o ventre.

Caruaru, fevereiro de 2017.

Pontos turísticos

Saí caminhando para conhecer o território com o Agente Comunitário de Saúde na periferia de Caruaru. Pedi para ir a pé, não na sua motocicleta. Era, para mim, assustador andar de moto, ainda mais sem capacete. Ele inclusive se comprometeu em conseguir um capacete para me levar para as partes mais distantes do território.

O que me chamou a atenção foi a conversa de reconhecimento do território.

— Mataram um aqui, outro ali — ele aponta com o dedo indicador e segue naturalmente — mataram outro aqui.

Caminhávamos até uma esquina até uma casa, eu escutava, andávamos até o ponto do cachorro quente.

— Mataram um mesmo aqui — ele mostra com a mão uma porta de garagem — aqui, o pai viu o filho morrer, na verdade ele achou que eram uns amigos e chamou o filho pra morte — aponta a porta de uma casa — agora, o pai decidiu se mudar.

Seguimos a caminhada.

— Mataram também aqui, mas já faz um tempo — ele aponta para um muro.

— Quanto tempo? — perguntei, encostando a mão na parede.

— Ah, alguns meses só — olha para frente.

Caruaru, fevereiro de 2017.

O ladrão de galinhas

Ele perdeu o pai e a mãe com cinco anos. Viveu um pouco na casa de cada parente até chegar na rua. Nunca foi um grande ladrão, nunca frequentou direito a escola. Foi preso pela primeira vez porque roubou uma bicicleta, na segunda porque roubou uma galinha.

Foi para a prisão. Lá, como não aprendeu na vida nem a desconfiar nem a ler, cometeu um delito na "lei do crime": "caguetou", como dizem. Aí foi punido, tatuado com uma agulha que tinha sido utilizada em um sujeito com HIV. Contraiu o vírus. Mais tarde, teve tuberculose no presídio e no meio do tratamento descobriu uma leucodistrofia pelo HIV.

Precisamos internar ele no hospital. Foi liberto enquanto estava no hospital, quando já não caminhava pela co-infecção AIDS e tuberculose. Não caminhava, mal se mexia, não pesava quase nada. A punição, dupla, tripla, quádrupla, infinita do sistema prisional brasileiro. E todos os dias, sem nem conseguir ficar em pé, ele tentava fugir rastejando. Mesmo depois de termos explicado que quando melhorasse ele estaria livre. Ele dizia que não tinha ninguém para conversar, fugia para ver as pessoas. De fato, vivia a solidão de ser "presidiário" e atravessado por múltiplos preconceitos.

Todas as tardes nós conversávamos enquanto eu ia fazer as novas prescrições com o preceptor; ouvia as reclamações da equipe do hospital. Decidi, em uma das tardes, comprar uma caixa de lápis de cor, uma prancheta e imprimir desenhos e mandalas. Entreguei para ele. Uma companhia. Ficou a dúvida e o olhar incrédulo dos profissionais de saúde: "Ele não vai pintar". Ainda assim, falei dos desenhos enquanto dividimos um pacote de bolachas recheadas sabor morango – transgressões autorizadas. Pequenos desejos. Ele pedia comidas diferentes e levávamos.

Cada vez que subia na balança e conseguia ficar um pouco em pé, cada quilograma era uma pequena vitória.

No dia seguinte, chegamos para visitá-lo e ele sorriu segurando as folhas pintadas. Ele adorou o leão pintado de verde e rosa.

Caratinga, março de 2017.

Ausculta

No alto do morro, depois da estrada de chão. Junto com a equipe de saúde e atenção domiciliar. Fui examinar o seu Angelino, que estava com um câncer avançado e para quem era difícil aliviar os sintomas de falta de ar.

— Seu Angelino, posso escutar seu pulmão? — eu disse enquanto fazia sinal para ele levantar a camisa.

— Pode doutora, aproveita e dá uma coçada nas minhas costa que tá coçando demais — disse rindo e genuinamente.

Caratinga, março de 2017.

Último desejo

Eu acompanhava o cuidado do final da vida de uma mulher jovem na zona rural. Ela estava com a barriga edemaciada e a cada dia mais magra. O desejo era não querer cuidados hospitalares. Uns dias antes, ela pediu para não medirmos mais a pressão arterial, ela falou que estava cansada, queria apenas a nossa visita. Que segurássemos a sua mão. Conversando com ela, que já estava resoluta com a morte, perguntei se tinha algo que ela gostava antes da doença, a resposta foi: pudim de leite. Eu pedi a receita.

1 lata de leite condensado

1 medida de leite

2 ovos

Bate no liquidificador

Faz o caramelo

Aí coloca assar no forno para espalhar a calda do pudim e faz o cozimento por duas horas.

Senti a urgência do pedido. Consegui conversar com uma mulher que poderia cozinhar o pudim, já que minhas habilidades culinárias (e veganas) não permitiam tanto. Comprei ovos e leite condensado para cozinhar e, uns dias depois, levei o pudim para ela logo após o almoço. Eu cheguei feliz com o pudim.

— É um pudim — ela falou sorrindo.

— Quer um pedaço? — perguntei.

— Quero não, podem comer na cozinha — e fechou os olhos, sorrindo e gesticulando com a mão para eu e o médico comermos também.

Fiquei desconcertada. Mas mesmo sendo vegana, comi um pequeno pedaço.

Na mesma tarde, algumas horas depois, a irmã dela nos telefonou. Avisou que ela havia falecido. O pudim foi sua despedida. Fomos fazer o atestado de óbito e o doce estava no meio da mesa da cozinha, os parentes chegavam do interior, sentavam na mesa e comiam fatias.

Preparamos o corpo ainda quente. Parecia estar dormindo. Ela ia ser velada em casa. Ao sair, meu último olhar foi para um pedaço do pudim em cima da mesa da cozinha.

Caratinga, março de 2017.

Pai-nosso

Por volta das 18 horas, começou uma oração. Forte e pesada. O ritmo tocava a alma. O chão, em uníssono, tremia. Era um Pai-nosso. Todo o presídio orava. Interrompemos os atendimentos da população privada de liberdade. A oração era mais forte. Depois entendemos: alguma cela recebeu a notícia. Uma pessoa privada de liberdade faleceu no pronto socorro. Aquela, querendo ou não, era também a família dele.

Caratinga, março de 2017.

Motivos

No final da consulta, um homem jovem de dezenove anos privado de liberdade me explicou:

— Doutora, é o seguinte, já que você se preocupa mesmo comigo, vou te contar: eu entrei no crime porque minha mãe era prostituta. Eu tinha catorze anos e não aguentava mais a minha casa, nem as piadas dos meus colegas. Larguei a escola e fui traficar. Fiz ela prometer que nunca mais iria se prostituir. É por isso que eu trafico, é por isso que eu mato.

Caratinga, março de 2017.

Anunciação

Fomos conhecer ele, um homem grande, cuja camisa não terminava de abotoar por cima da barriga, vestindo também um calção praiano. Apresentava dificuldade de caminhar. Morava em uma casa no topo do morro com vista para o cemitério. Ele estava sentado do lado de fora, depois de uma longa e apertada escada. Visitávamos ele e Maria, sua esposa, magríssima, com os cabelos secos e amarrados. Conhecemos-os depois de muitas internações no Pronto Socorro. Uma semana internava, ganhava uma nova prescrição para sua doença terminal, comprava todos os remédios, mas não sabia ler, não sabia como tomar. Na outra semana internava novamente e repetia esse ciclo.

Ele colava a nova prescrição na porta de entrada da casa. Era como uma anunciação. Recebia sempre uma nova "prescrição otimizada" no pronto socorro. Mas os profissionais da saúde não enxergavam a casa de chão batido no morro em que ele e a esposa viviam. Não perceberam que ele não sabia ler. Reclamavam das diversas internações. "Antônio não se cuidava".

A técnica de enfermagem da equipe do programa do Melhor em casa, um programa federal de cuidado domiciliar, fazia também plantões no hospital da cidade e percebeu as internações repetidas. Anotou o endereço deles e pediu um encaminhamento para o profissional da medicina de plantão para o programa "Melhor em Casa".

Em poucos minutos de conversa e na alegria genuína da família em receber uma equipe de saúde em casa, percebemos a fome. Maria preparou uma limonada, serviu nos copos possíveis daquela casa. Pedia desculpas por não ter café para oferecer para a equipe. Os limões vieram de um pé raquítico nos fundos da casa. Igor, o médico da equipe, perguntou de forma delicada se estava difícil para comer.

— Veja bem, doutor, ele precisa dos remédios da farmácia. A gente comprava, mas o dinheiro ficou curto. E agora tem que pagar a conta — ela falou olhando para nós e foi buscar uma sacola de remédios.

Não era uma pequena sacola de remédios. Era grande. Tiramos mais de duzentas caixas de medicações, inclusive muitas medicações que tinham no SUS. Não era uma peregrinação que havia começado recentemente, era crônica. Escancarava as desigualdades de acesso à saúde e ao cuidado.

Fizemos uma combinação. Maria e o filho iriam pagar com a aposentadoria do Antônio as contas da farmácia e a equipe de saúde iria conseguir a comida até fecharem as contas novamente. Eu não conseguia tirar os olhos das prescrições coladas na porta, também misturadas com rezas e benzeduras. As palavras falavam comigo, mas eles não sabiam ler.

Cuidamos de Antônio por alguns meses. Ele faleceu assim que quitou as contas da farmácia.

Caratinga, março de 2017.

Cuidados paliativos

Em uma visita domiciliar a uma senhora que estava no final da vida e que recentemente tinha descoberto um câncer. Eu conversava com a filha, a família humilde tinha pagado alguns exames para agilizar o diagnóstico e o tratamento. A filha contou:

— Me disseram para fazer uma tomografia para ver o quão alastrada estava a doença, mas eu já sabia que estava alastrada, com esse dinheiro eu decidi comprar um colchão para ela ficar bem nos seus últimos dias.

Caratinga, março de 2017.

Caderno

A mulher e mãe já perdeu sete filhos de doze e está cuidando do filho de trinta anos em fase terminal de câncer. Depois de algumas visitas domiciliares e principalmente durante as transfusões que tomavam tempo e que eram momentos preciosos com a família, depois de conseguirmos as bolsas de sangue e furarmos o teto para colocar um gancho e pendurar a bolsa de sangue, ela conta que escreve poesias e puxa diversos cadernos de poesia.

Conta que aprendeu a ler limpando a casa dos patrões. Via uma professora ensinando as crianças e foi aprendendo. Ela lê algumas poesias em voz alta. Depois, serve um café e fala sobre o filho:

— Na bíblia mesmo diz que tem hora de plantar, hora de nascer, hora de colher e hora de morrer.

Caratinga, março de 2017.

Oração

Sentei na beira da cama de Adair para verificar os sinais vitais. Ele parecia muito angustiado. Até que explicou que acreditava que tinham feito uma maldição para que ele tivesse o câncer terminal. A irmã, e sua principal cuidadora, balançava a cabeça negativamente. Sinalizamos para deixar ele falar.

Ele se sentou na beira da cama e pediu para o médico se faríamos uma oração para quebrar a maldição. Ele segurou nossas mãos e orou.

Nos dias seguintes, o estado geral declinou, aos poucos ele foi se despedindo, parecia que para respirar necessitava de muita energia.

Rede

Tive um paciente que já não respondia a nada, não se movia, tinha uma doença neurodegenerativa em fase terminal. A esposa cuidava dele com carinho no topo do morro. As filhas, certo dia, descobriram que eu fazia auriculoterapia, aí pediram para que eu fizesse nele. A neta de sete anos pediu se eu poderia colocar nela um ponto para aprender a ler. Coloquei o ponto da visão e combinei de deixar alguns livros infantis.

Consegui, no final de algumas visitas, ver ela lendo e apertando a sementinha da auriculoterapia. Ele faleceu alguns dias depois durante uma madrugada. Quando me despedi, a neta mostrou o ponto da visão.

Saúde mental

Um idoso chegou na unidade prisional. Parecia transtornado. Fomos conversar com ele depois de ele ter ficado na cela por alguns dias.

— Matei. Foi a bíblia que mandou. Jesus, ele disse na minha cabeça, tá aqui dentro ó — e aponta para a cabeça — você consegue ouvir? — emendava.

Aprendi que muitas vezes o cuidado de saúde mental é feito na unidade prisional por falta de opção e aparatos do Estado.

Caratinga, março de 2017.

Vínculo

Na visita ao hospital, o homem emagrecido e privado de liberdade falou antes de irmos embora:

— Doutor, queria um pipocão — ele disse.

O médico prometeu o pacote de pipocão para a próxima visita. O dia seguinte foi duro no Serviço de Atenção Domiciliar. Estradas de terra. Curvas. Dezenas de visitas domiciliares. À noite, já no turno extra e não remunerado, chegamos ao hospital para ver o paciente. Entramos eu e o médico no saguão hospital e nos olhamos.

— A pipoca — eu disse.

Havíamos esquecido. No mesmo instante, o médico deu meia--volta. Saímos do hospital. Entramos no carro. Descemos até o centro da cidade. Eu cruzei a rua movimentada com o dinheiro na mão. Comprei dois sacos da pipoca mais tradicional da cidade. A viagem não era curta, tampouco o dia foi. Suspirei. Olhei o trânsito. Próximo às vinte e uma horas, cruzei a rua com as pipocas na mão. Chegamos com as pipocas e o médico recostou-se na maca. O paciente, em um super esforço, sentou com os pés para baixo. Vocês não esqueceram. Ele abriu os pacotes. Repartimos os três o "pipocão".

Caratinga, março de 2017.

Ressocialização

Antes de chamar o paciente, dentro da unidade prisional, eu sempre lia o questionário social. Algumas perguntas e respostas me marcaram:

2.8 Evadiu da escola? Por quê?

Resposta: Soltar pipa.

Resposta: Dificuldade em matemática.

3.1 Qual é a sua perspectiva fora da Unidade Prisional?

Resposta: Morrer.

Caratinga, março de 2017.

Voo livre

Sentei na beira da cama do homem que era instrutor de asa delta. Morava em uma casa nos fundos de um terreno, no topo de um morro. Enquanto ajustávamos a morfina, ele falava dos voos. Na cabeceira da cama, ele tinha a carteirinha que o certificava como instrutor. Ele a mostrava com orgulho, e na foto da carteirinha ficava marcado o quanto havia emagrecido com o avanço de um câncer incurável.

Ele tinha vergonha da magreza, das calças caindo e de apertar o cinto a cada semana. Tinha vergonha de ir à igreja daquele jeito. Sua companheira presente e seus gatos perambulando pela janela. Ele, um dia, deitado e com dor, falou:

— O mundo vai voando por mim.

A dor era difícil de controlar. Acompanhávamos os efeitos da quimioterapia, alguns miligramas a mais de morfina para que ele ficasse bem. Ele planejava o próximo voo de asa delta. Mas para isso tinha que ganhar peso. Ele explicava que a envergadura da asa era calculada pelo peso do piloto. Planejava amarrar sacos de areia ao corpo para poder saltar.

Um dia, ele nos surpreendeu com um pedido de casamento para a companheira. Havia alegria e urgência no pedido. Ele sorria e dizia que ia parecer um espantalho de terno, com as covas na bochecha. Ela brincava que, pelo menos, ela poderia se casar com um espantalho. Nós ríamos, conversávamos e chorávamos.

Ele voava.

Caratinga, abril de 2017.

Tecido

No serviço de atenção domiciliar em Caratinga, Minas Gerais, eu acompanhava uma senhora nos seus últimos dias de vida. Para a região, ela era uma estilista. Ela foi dona de uma loja de tecidos, empoderadíssima. Lá pelos idos anos da década de 60. Desenhava vestidos e recortava enquanto, durante as noites, costurava e criava os filhos. Ela estava com um câncer avançado, cheio de metástases e que sangrava muito, principalmente no seu estômago.

Fazíamos o exame para dosar a hemoglobina ou saber como estava o sangramento e sempre estava baixa. Questionávamos se ela estava sangrando. Têm fezes com sangue? Ou de coloração escura? Ou vomitou sangue? Demoraram alguns dias para perceber que ela escondia os episódios de sangramento porque não queria mais realizar transfusões nem dosagens. Perguntei a ela diretamente, ela sorriu. "Descobriram o meu crime", ela disse.

Os filhos resistiam muito a este "abandono da vida". Tivemos que convocar uma reunião. Naquele dia, combinamos de fazer uma transfusão em casa, de duas bolsas de sangue, durante à tarde, e a reunião à noite. Sentei ao lado dela durante toda a transfusão. Por momentos ela dormia, em outros conversava, em outros queria um bolinho de polvilho que sua vizinha fazia. Sua filha falou com a vizinha, que trouxe o bolinho fresco. Na teoria, quem está transfundindo não deve comer; na prática, eram os seus últimos desejos. Ela comeu com vontade o bolinho, recém frito, de polvilho enquanto fazia a transfusão.

— O mundo vai passando por mim — entre acordar e dormir ela falou.

À noite tivemos a difícil conversa com os filhos, explicamos o desejo de não transfundir mais, apenas de cuidar. Todos frisavam sobre o medo de ela sentir dor. Uma das filhas falou que sentia que ela partia, apesar da "cabeça estar lúcida". Essas conversas são sempre difíceis, se não escorrem lágrimas por fora, certamente escorrem por dentro.

No dia seguinte, ela chamou todos os familiares e a equipe, ao lado dela tinha uma pilha de coisas: tecidos, livros, caixinha de jóias.

— É bíblia de avó, está rabiscada por mim e pelos meus netos — ela entregou sua bíblia para mim e segurou minha mão.

Em poucos dias partiu.

Caratinga, abril de 2017.

Vida fácil

No presídio, após algumas semanas, eu já conseguia construir algumas conversas sinceras com as pessoas privadas de liberdade. Principalmente depois de ter entrado no "pandeiro", cela especial a qual as pessoas privadas são levadas para aguardar a consulta médica. Fiz auriculoterapia no pandeiro e conversamos sobre raiva. Ali, aprendi que "tem hora que a cadeia pesa". Um dia, no final do turno de atendimento, Jorge, que era responsável pela distribuição das drogas na comunidade, me falou:

— Você acha que traficar é fácil? Vocês podem até ficar cansados do plantão, mas pior é não dormir com gente batendo à sua porta o tempo todo, querendo que você venda droga que vale dez reais por oito. Eu não gosto de fazer dívida com o sujeito e, se o sujeito não cobre o valor, sobra pra mim. Você acha que é fácil distribuir droga? Ter que lidar com quilos de drogas, fugir da polícia e se esconder dos bandidos? Garantir que todos recebam a sua parte? Não é fácil. Aqui, pelo menos, eu durmo.

— Mas se é tão difícil, quando sair daqui vai continuar? — eu perguntei.

— Agora é muito difícil sair. Minha vida está prometida — ele me encarou.

— Você sabe o que é um gerente de logística? — perguntei pensando no quanto ele precisava gerir os fatores.

— Não sei doutora, o que é? — ele falou.

— É uma pessoa que organiza a distribuição de um produto, só que em uma empresa. Controla o que entra e o que sai de mercadoria, pra onde vai, o que entra e o que sai de dinheiro, o transporte... — expliquei.

— Tem estudo pra isso? — ele perguntou, e, em resposta, eu balancei a cabeça positivamente — eu aprendi na vida — ele completou.

— O que aconteceu que você entrou no tráfico? — perguntei.

— No morro não tem opção, minha mãe não queria que eu estudasse — olhou para as mãos.

— Você estudou até quando mesmo? — perguntei.

— Até a quarta — respondeu.

Caratinga, abril de 2017.

Fome

Para Beto

O último atendimento da manhã, já entrava-se no horário de almoço, dos dias de agenda cheia. Estava visitando um lugar onde estagiei antes do mochilão e auxiliando um colega nos seus atendimentos, Beto.

Ela disse, segurando a criança inconsolável:

— Não vou mais amamentar, não tenho leite.

— Conta-me mais sobre isso? — eu respondi.

— Ah, é isso... A criança chupa, chupa e não sai nada. Não saiu nem no hospital. E tem os pontos para você tirar— ela emendou.

— Certo, como você está alimentando ela? — Beto perguntou.

— Ah com NAN, né? Não é NAN? — ela respondeu.

— Sim, pode ser. E ela está se adaptando? — Beto perguntava, tentando falar alto para sobressair o choro.

— Mais ou menos, o cocô está muito duro, mas já comecei a dar NAN na maternidade — ela explicou.

— Entendi. Vamos examinar? Posso examinar suas mamas também? — eu falava enquanto sinalizava que ia me levantar, Beto olhou analisando.

Durante o exame, a criança seguia com seu choro incoercível. Era choro dela e do meu estômago com fome também.

— Já que ela está chorando tanto, quer tentar dar o peito? — falei.

— Ué, posso tentar, mas o leite não vai descer. Não desceu no meu outro menino — ela respondeu.

— Vamos tentar? — propus.

Era a nossa fome. Fome de mamar, fome de amamentar, fome de paciência. Sentei, e nos quarenta minutos seguintes, ficamos ali aprendendo a dar de mamar, encontrando a melhor posição, fazendo as contas do leite artificial, conversando. O leite veio, devagar, descendo por todos os canalículos, calmo, manso, quente — acalmando esta fome de viver.

Rio Grande, maio de 2017.

Integralidade

Desci no interior da minha terra natal após alguns quilômetros de estrada de chão. Sentei embaixo do cedro em frente a casa da benzendeira, não sem antes perguntar quem era o último da fila. Ali todos se organizavam assim, calmamente, à espera de uma benzedura, que leva de uma a quatro horas. Recomendação da minha mãe, como ela diz: é importante.

Lá, num lugar quieto, só com o barulho do trator ao longe e uma ou outra conversa, chegou de repente uma ambulância de uma cidade próxima. Uma ambulância que, depois de sair do hospital, passou a levar as pessoas até a benzedeira. Como estava do lado de fora, ajudei o motorista a manobrar e estacionar o carro, grande demais para as estreitas ruas do interior.

Quando puxou o freio de mão, uma família desceu do carro devagar e sentaram na fila de espera. "Como é paciente de ambulância tem prioridade", explica a benzedeira ao sair pela porta do quartinho e levar eles para o quarto onde benze. Saem sorrindo e voltam para a ambulância. O motorista diz, sentando ao meu lado, que toda semana alguém pede para passar na benzedeira.

Chapecó, maio de 2017.

A lista

"Doutora, eu trouxe até uma lista", e me mostra em um papel anotado:
- *Perda de sono*
- *Cigarro*
- *Refluxo*
- *Atestado*
- *Inchaço nas mãos*
- *Exames*

Florianópolis, maio de 2017.

Uma benzedeira de cento e dois anos no sul da ilha

Em Florianópolis, no sul da ilha. Precisava fazer uma visita domiciliar em uma benzedeira. Ela, no alto dos seus cento e dois anos, confessou:

— Às vezes, quando o pessoal vem cá, eu me escondo. Só benzo às vezes, quando estou com muita pena. As pessoas perguntam e peço para minha filha dizer "a minha mãe está lá no dendê".

Florianópolis, maio de 2017.

Aperto no peito

Em uma consulta de "saúde mental", no acolhimento, a técnica de enfermagem havia escrito que a paciente tinha "aperto no peito", os sinais vitais e a pressão arterial normais. Pergunto:

— Quando a senhora tem esse aperto no peito?

— Então, doutora, é que meu filho mora na rua, então, quando começa a chover, eu quero sair correndo encontrar ele, agora já fazem dias que eu não encontro, que ligo para as associações que dão comida para morador de rua e abrigo e não encontro ele. É por isso que preciso do remédio. Quando a gente se encontra, a gente acaba brigando porque peço para ele começar os doze passos para sair das drogas, mas ele até já esqueceu o primeiro passo. Se ele me amasse ele ia querer — ela me responde entre lágrimas.

Florianópolis, maio de 2017.

Bocas

Todo dia a mesma história, repetida por outras bocas. Trabalho em casa de família, faço toda a limpeza e passo a roupa. Dores nos ombros, cotovelos, joelhos e punhos. Mas limpo bem, tudo fica brilhando. Do lado do bairro rico, sempre tem um bairro pobre.

Florianópolis, maio de 2017.

Rendeira

Durante uma visita domiciliar, converso com a senhora que faz renda de bilros.

— Aqui eu nasci, aqui me criei e aqui estou — ela bate os bilros enquanto fala.

— Viveu bem? — pergunto.

— Não, quando consegui o salário da invalidez, já estava muito velha para passear — ela me responde e segue — já passei, nasci pobre, na pobreza me dou bem, lá no céu está quem pode, lá no céu vai quem tem — ela aponta para o alto.

Florianópolis, maio de 2017.

Silêncio

"Quando se trata de uma visita ao médico, o paciente tem uma média de vinte e três segundos para informar suas preocupações antes do médico interromper. No geral, apenas 28% dos médicos conhecem o espectro completo de preocupações de seus pacientes antes de começar a se concentrar em uma preocupação particular e, uma vez focada a conversa, a probabilidade de retornar a outras preocupações é de apenas 8%."

(Marvel et al. 1999)[16]

Eu observava a consulta de um médico em uma comunidade próxima a praia, em Florianópolis. O médico perguntou para uma senhora idosa – que parecia alheia ao mundo, olhava para frente; estava usando um blusão de lã puído; tinha mais de noventa anos e cuja filha que a acompanhava e era sua porta voz havia saído do consultório para buscar um exame:

— Como você está? — ele disse, segurando a mão da idosa.

---

16   Marvel MK, Epstein RM, Flowers K, Beckman HB. Soliciting the patient's agenda: have we improved? JAMA. 1999;281:283–287.

Passaram-se trinta, quarenta segundos, quase um minuto enquanto a paciente mexia na manga do casaco repetidamente, sem parecer entender. Eu sentia uma ansiedade naquele silêncio. Até que, muito vagarosamente, ela levanta os olhos e encara o médico:

— Eu sinto uma agonia por dentro.

Florianópolis, maio de 2017.

Retorno

Uma senhora retornou para consulta. Ela tinha uma dor crônica no ombro.

— Que bom que você veio, como está a dor no ombro? — perguntei.

— Hoje é aniversário do meu filho que morreu — ela olhou para mim e depois fixamente para o chão.

Conversamos, ela chorou, a abracei. "Depois que ele morreu, nunca mais fui a mesma". Perguntei o que ela tinha feito ao longo do dia, ela disse: "nada". Perguntei o que ela queria fazer. Uma oração, mas não tinha forças.

— Mas será que juntas temos forças? — perguntei.

Oramos juntas, ela fez os pedidos e respirou.

Olhei-a, depois da consulta, pela janela, saindo e caminhando pela rua sob o sol forte, contrastando com o asfalto.

Florianópolis, maio de 2017.

Aperto no peito II

Ela agradece pelo remédio, diz que se adaptou bem a nova medicação para dormir e teve melhora na sensação de aperto no peito. Pergunto:

— Como está o seu filho?

— Eu ainda carrego muita culpa — ela me responde.

Ela conta que casou jovem demais, para mudar de vida. Mas descobriu um marido agressivo, então tentava apanhar escondida para as crianças não verem. Teve dois meninos e uma menina, mais nova. Saía para trabalhar às três horas da manhã e deixava os dois meninos em casa. Voltava depois das onze horas da noite.

— Ou era isso, ou era a fome — ela sentencia.

Separou-se depois de muito tempo. Descobriu, quando o mais velho tinha dezesseis anos, que os dois filhos já usavam drogas. Ela segue falando que queria ter ficado mais tempo com eles. Ela conseguia levar a filha pequena para o trabalho e ela conseguiu "crescer bem". O mais velho faleceu "para as drogas" e o mais novo perambula por aí, é morador de rua.

São tantas camadas de culpa. Ser mãe, escolher dar comida, re-existir.

Florianópolis, junho de 2017.

Ansiedade

Em uma consulta de reavaliação de um senhor de setenta anos, ele diz:

— Desde que começou o tratamento estou melhor, tenho energia, mas agora estou ansioso, quero recuperar os quinze anos.

— Como é isso? — pergunto.

— Ah, é uma ansiedade boa — ele sorri.

Pinhal Alto, junho de 2017.

Interior

Converso com o médico de família e comunidade rural sobre atividade física. Ele fala que tentou fazer caminhadas. Mas na estrada de chão, cada vez que passava um carro, paravam e abriam o vidro para falar:

— Doutor, tá caminhando na estrada de chão batido! Não quer uma carona?

— Não, quero caminhar mesmo, me exercitar — respondia o médico.

Em alguns minutos, passava um trator:

— Doutor, não quer uma carona?

— Não, quero caminhar mesmo, me exercitar – respondia novamente.

Depois uma picape, depois uma bicicleta, um cavalo, outro carro. "Cansei de caminhar de tantas paradas convidando para carona".

Pinhal Alto, junho de 2017.

Besouros

Em uma consulta, no interior rural do sul do país, de um paciente com tosse persistente, um senhor de mais de cinquenta anos fala:

— Então, doutora, deixa eu te contar uma coisa que pode até parecer estranha.

— Pode falar — respondo.

— Uma mulher da Itália trouxe uns bichinhos pretinhos que disse que na Itália funcionava para o tratamento da asma — eu concordo com a cabeça encorajando — eu colocava em um potezinho com o amendoim com casca e um pouquinho de água e comia dois ou três bichinhos. Na época, eu fiquei seis anos sem nenhuma crise!

— Que interessante... — deixo aberto para seguir.

— Mas tu não sabes o que me aconteceu, já fazem uns anos os bichinhos morreram tudo. Não sei o que eu fiz de errado e nunca mais achei a mulher. Diz que na Itália se usa muito. Eu vejo uns bichinhos parecido nos aviários, mas tenho medo de ser errado – ele fala, olhando para as mãos.

— É, melhor cuidar para ser o bichinho certo. Nunca teve nenhuma reação? — perguntei.

— Não, só melhorei da asma mesmo — ele diz.

— E tinha gosto? — eu pergunto.

— Não tinha gosto de nada. Tu sabe se tem algum estudo? Já ouviu falar? — ele fala apreensivo.

— Nunca ouvi falar, vou ter de estudar para te dar uma resposta melhor. Podemos conversar mais sobre isso no teu retorno? — respondo.

Pinhal Alto, junho de 2017.

Fumo

Um médico de família e comunidade, reflete sobre voltar para o interior para trabalhar na Atenção Primária à Saúde rural e diz:

— Eu cresci plantando e cuidando do fumo durante o dia e vomitando à noite. Agora, volto para a terra para cuidar das pessoas.

Barão, julho de 2017.

A benção

Dona Salete, a benzedeira do interior rural, me disse: você ainda vai escrever uma história no seu livro sobre mim. Cá estou por Dona Salete e por esta história. Dois dias antes de me formar sozinha, sem cerimônia de formatura, sem turma de graduação.

Segui a recomendação da benzedeira, ela recomendou que eu fosse visitá-la uns dias antes de me formar. Apenas alguns quilômetros de estrada de chão. As instruções para chegar à casa de D. Salete eram: "vire à esquerda, segue até o pinheiro, a terceira casa é a certa". Instruções para quando o GPS falha no interior rural e só as pessoas podem informar o caminho da benzedeira. Meus pais recomendaram e insistiram na minha ida, não poderia faltar.

Minha mãe me lembrou de que eu deveria levar meu instrumento de trabalho. Segui as recomendações, levei o estetoscópio. Ela benzeu, orou, e abençoou:

— Este é o seu instrumento de trabalho — falou, segurando apenas as minhas mãos.

Mayara,

quiero decirte que tus poemas se leen desde adentro hacia afuera, como si hubieran sido escritos por sus lectores, y esa magia no es fácil.

Nuevos abrazos vuelan ahora, deseándote suertudas suerrtes en los días que quedan del año que se va, y en los días que vendrán en el año que pronto nacerá.

Galeano.

Este livro foi composto em fonte tipográfica Crimson Pro
11/14pt em papel pólen Natural 80g/m² e impresso pela
Gráfica Viena para a Editora Coragem no Inverno de 2024
no Rio Grande do Sul.